ÉTUDE CLINIQUE

SUR LE

CANCER DU CORPS

ET DE LA

CAVITÉ DE L'UTÉRUS

PAR

F.-L. PICHOT,
Docteur en médecine de la Faculté de Paris.
Né à Saint-Georges-du-Rosay, canton de Bonnétable (Sarthe).

PARIS
HENRI REY, LIBRAIRE-ÉDITEUR
14, rue Monsieur-le-Prince, 14

1876

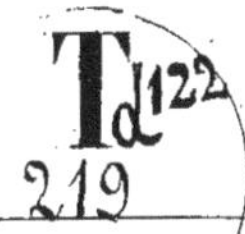

ÉTUDE CLINIQUE

SUR LE

CANCER DU CORPS

ET DE LA

CAVITÉ DE L'UTÉRUS

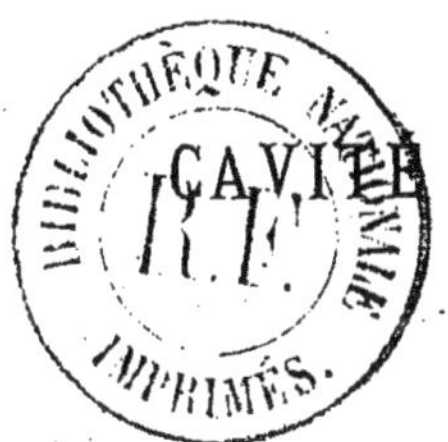

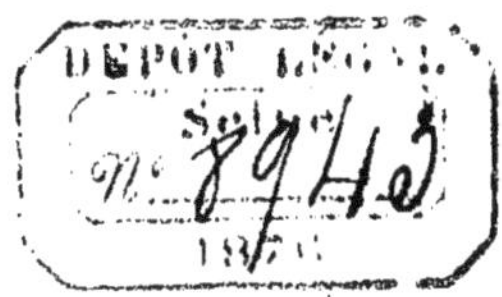

PAR

F.-L. PICHOT,
Docteur en médecine de la Faculté de Paris,
Né à Saint-Georges-du-Rosay, canton de Bonnétable (Sarthe).

PARIS
HENRI REY, LIBRAIRE-ÉDITEUR
14, rue Monsieur-le-Prince, 14

1876

A LA MÉMOIRE DES MIENS

A TOUTE MA FAMILLE

A MES AMIS

A ceux qui par leurs bons conseils m'ont encouragé
à reprendre mes études médicales

A M. LE DOCTEUR SIMON DUPLAY

Professeur agrégé de la Faculté de médecine,
Chirurgien de l'hôpital Saint-Louis,
Chevalier de la Légion d'honneur.

A M. LE DOCTEUR MICHEL PETER

Professeur agrégé de la Faculté de médecine,
Médecin de l'hôpital Saint-Antoine,
Chevalier de la Légion d'honneur.

A MON AMI LE DOCTEUR ALFRED MARCHAND

Professeur agrégé de la Faculté de médecine
Chirurgien des hôpitaux.

A TOUS MES MAITRES DANS LES HOPITAUX

A MON PRÉSIDENT DE THÈSE

M. LE DOCTEUR VERNEUIL

Professeur de clinique chirurgicale,
Membre de l'Académie de médecine,
Chirurgien des hôpitaux,
Chevalier de la Légion d'honneur.

ÉTUDE CLINIQUE

SUR LE

CANCER DU CORPS

ET DE LA

CAVITÉ DE L'UTÉRUS

Longe mihi potior cura est veritatis quam novitatis. (MORGAGNI).

INTRODUCTION.

Le cancer est une maladie très-commune sur laquelle ont écrit avec autorité une foule d'auteurs recommandables. Depuis quelques années principalement, grâce aux progrès incessants de l'anatomie pathologique, toutes les principales formes de cette affection ont été soigneusement étudiées en clinique. Au point de vue général, il reste peu de chose à ajouter au tableau qui en a été tracé dans les ouvrages. Quels que soient les cas, quand la diathèse est confirmée, la période finale est, en effet, toujours sensiblement la même. Mais au point de vue local du siége que peuvent occuper les différentes variétés du cancer, cette proposition n'est plus absolument vraie.

Il y a encore des lacunes à combler dans les descriptions qui en ont été données. Dans certains organes, comme le néoplasme peut occuper une place variable, il devra donner lieu à ces différentes places à des symptômes variables aussi. Il en résulte dans la marche de la maladie des différences d'aspect qui ont pu induire en erreur des praticiens éminents. Cette étude différentielle a été faite, par exemple, pour les tumeurs malignes de l'estomac, suivant qu'elles attaquent le cardia ou le pylore. Elle reste à faire pour le cancer de l'utérus qui peut aussi occuper dans cet organe deux places bien distinctes. Suivant qu'il siége primitivement dans le corps ou dans le col, la symptomatologie se trouve être changée. Dans le premier, la difficulté d'examiner est plus grande, puisqu'il est dérobé à notre vue, et assez difficile à atteindre ; dans le second, au contraire, le toucher et le spéculum peuvent dès le début montrer les changements qui se sont produits dans sa structure. Dans l'un et l'autre segment, l'affection a un fond de symptômes communs ; mais elle présente dans sa marche et ses manifestations des différences telles, qu'elle en reçoit un cachet tout particulier.

Il y a donc lieu de créer un type clinique pour le cancer du corps de l'utérus, comme cela a été fait depuis longtemps pour le cancer du col. C'est le but que nous avons poursuivi dans ce travail, en étudiant spécialement le cancer qui débute par le corps ou la cavité de l'utérus. C'est notre excellent ami et maître, M. le Dr A. Marchand qui, dans le service de M. le professeur Verneuil, attira notre attention sur ce sujet, en nous y faisant remarquer une malade atteinte de cette variété de cancer utérin. Il nous encouragea à faire des recherches sur cette question non encore traitée dans une thèse inaugurale, et il nous donna une observation recueillie à la ville. Nous tenions à lui exprimer publiquement notre reconnaissance pour les excellents conseils qu'il n'a cessé de nous prodiguer. Comme nous ne possédions que trois observations inédites, avec une seule autopsie, nous avons recueilli çà et là dans tous les auteurs qui ont écrit sur le cancer utérin les cas qui se rapportent à notre sujet. De cette façon, en fouillant dans tous les traités spéciaux, dans la collection des thèses et des recueils, des journaux, etc..., nous avons pu réunir un nombre suffisant d'observations pour tracer la marche et décrire les principaux caractères du cancer primitif et isolé du corps de l'utérus.

Les conclusions de notre travail seront basées sur 44 observations. Dans ce nombre, toutes ne sont pas également bonnes; les plus complètes, celles qui ont été prises bien régulièrement avec un diagnostic exact, sont les moins nombreuses. Dans beaucoup de cas, l'affection avait été méconnue pendant la vie, soit qu'elle se soit trouvée masquée par des symptômes qui en ont détourné l'attention, soit défaut d'examen ou erreur absolue de diagnostic. Ce n'est qu'à l'autopsie, et quelquefois par hasard, qu'on découvre la lésion caractéristique. Beaucoup sont données avec un faux titre, et ce n'est que par une lecture complète et attentive, que nous avons pu nous rendre compte de leur importance. D'autres enfin ne sont que de simples présentations de tumeurs à la Société anatomique, sans aucun détail sur les symptômes présentés pendant la vie par la malade.

Cette absence de méthode a rendu notre tâche plus difficile dans un sujet encore inexploré, afin d'y apporter un peu de lumière et d'ordre. C'est pourquoi nous demandons à nos maîtres de prendre en considération cet humble effort, pour juger favorablement notre travail.

Si desint vires, tamen est laudanda voluntas.

EXPOSITION ET DIVISION DU SUJET.

Ce que nous nous proposons surtout de rechercher dans ce travail, c'est la symptomatologie du début du cancer du corps utérin et de sa cavité, pour établir nettement son diagnostic dès ce moment. Nous nous efforcerons de mettre en relief ses caractères particuliers, laissant un peu de côté la description des signes certains, diathésiques, devant lesquels le doute n'est plus possible. Notre expérience personnelle ne sera pas en jeu en pareille matière, et nous abriterons nos conclusions derrière les faits contenus dans les observations de notre thèse. Ces 44 observations, au point de vue des faits qu'elles renferment, et de leur utilité, forment cinq catégories asses distinctes. Elles permettent de suivre la maladie dans ses différentes périodes d'évolution, dans ses différents modes de début, de façon à bien l'envisager sous tous ses formes.

Dans les unes, celles qui se rapportent le mieux au sujet, il y a les tumeurs du corps de l'utérus ou de sa cavité, bien limitées, sans propagation apparente. Les secondes présentent les mêmes lésions que les premières, mais il y a propagation apparente aux annexes, trompes et ovaires. Les troisièmes comprennent les tumeurs cancéreuses qui ont envahi le corps ou la cavité de l'utérus, secondairement, à la suite d'une infection générale de l'économie par la diathèse, ou encore par propagation de voisinage d'un cancer primitif d'un des viscères du petit bassin. Dans une quatrième série d'observations on trouvera des tumeurs primitives du corps ou de sa cavité qui ont atteint consécutivement le col ou même le vagin, ce qui est plus rare que pour les annexes presque toujours pris.

Enfin, il y a une cinquième série qui se compose d'une seule observation, encore est-elle un peu en dehors de notre sujet, mais nous avons cru devoir l'ajouter à cause de l'intérêt qui s'y rattache. Il s'agit d'un cancer développé dans un myôme du corps utérin, et qui a donné quelques symptômes rappelant ceux du cancer vrai du corps de cet organe.

En les divisant ainsi en cinq catégories, nous aurions pu les grouper selon leurs caractères propres : mais, outre que c'était assez difficile, parce que ces caractères ne sont pas toujours très-tranchés, nous avons préféré les mettre par ordre chronologique, ce qui a l'avantage de former une sorte d'historique. Pour ne pas interrompre l'ordre didactique que nous avons adopté dans notre exposition, nous les avons rejetées à la fin de notre thèse. Un numéro particulier à chaque observation intercalée dans le texte, permettra de la trouver facilement quand il sera nécessaire. Nous aurons donc à traiter successivement, après l'introduction, l'exposition et la division du sujet, l'historique, l'étiologie, l'anatomie pathologique ; puis les chapitres consacrés à la symptomatologie, à la marche, à la durée, à la terminaison, au diagnostic, au pronostic, et au traitement. Enfin, après nos observations, nous terminerons ce travail par les onclusions que nous en avons tirées, un index bibliographique des travaux qui nous ont été utiles, et une table des matières.

APERÇU HISTORIQUE

Il est un point de l'histoire du cancer utérin qui jusqu'ici a laissé quelque chose à désirer ; c'est la détermination du siége qu'occupe le néoplasme dans l'organe. On s'est beaucoup étendu sur le cancer du col qui, il est vrai, est le plus fréquent. Une foule de thèses et de traités spéciaux ont été écrits sur ce chapitre de pathologie. Dans aucun ouvrage on ne décrit spécialement le cancer du corps et de la cavité de l'utérus ; il est regardé comme très-rare, passé sous silence, ou bien considéré comme ayant débuté par le col. A part quelques observations, quelques lignes à la fin des chapitres consacrés au cancer de l'utérus, c'est-à-dire du col, il faut arriver jusqu'à l'époque actuelle pour en trouver une description fidèle. L'historique ne peut donc être long, car nous ne pouvons faire l'énumération des auteurs qui écrivant sur les maladies de l'utérus, ou sur le cancer en général, ont négligé ce côté de la question. Nos recherches bibliographiques nous ont démontré que la dégénérescence isolée du corps de l'utérus est moins rare qu'on ne le pense généralement. Les faits de ce genre se sont trouvés confondus par les auteurs parmi d'autres observations sous des noms collectifs, avec un titre trompeur.

Dans la collection des thèses parues à la Faculté depuis l'an VII, nous n'en avons pas trouvé une seule qui touchât à notre sujet.

Il n'y a que quelques allusions sur le cancer du corps; toutes sont écrites sur le cancer du col utérin, considéré à différents points de vue.

Notre première observation est tirée du traité sur les maladies de l'utérus de Mme Boivin et Dugès et date de 1833. Il y a quatre cas de squirrhe rapportés dans un chapitre ; les deux premiers nous ont paru être des tubercules, et dans le 4e le col est manifestement atteint; reste le 3e fait que nous considérons comme assez probant.

Dans le traité de Duparcque, paru en 1839, nous avons trouvé une 2e observation assez longue, dans laquelle le diagnostic de cancer du corps de l'utérus aurait été porté avant que le col fût consécutivement atteint.

Il faut arriver jusqu'en 1846 pour trouver une opinion discutée et nettement formulée. Dans l'article *Cancer de l'utérus*, du Dictionnaire en 30 volumes, on trouve une distinction catégoriquement exprimée à l'égard du cancer isolé du corps de l'utérus. M. Marjolin s'y exprime en ces termes, page 273 : « Le cancer de la matrice affecte toujours primitivement son col ; les cas où il envahit d'abord le corps de l'organe, le col restant intact, sont extrêmement rares. » Et plus loin : « Le cancer primitif du corps de la matrice est très-rare ; il commence toujours par la surface interne de l'organe ; son diagnostic reste très-longtemps très-obscur. La tuméfaction de la matrice, les pertes utérines, les douleurs pelviennes, peuvent être produites par plusieurs autres affections. On ne reconnaît, avec certitude, la maladie que lorsque les écoulements sanieux et d'odeur cancéreuse surviennent, et lorsque le col utérin successivement détruit de haut en bas, permet l'introduction du doigt dans l'excavation cancéreuse, » c'est-à-dire lorsque le cancer du corps a cessé d'être isolé et que le col est pris secondairement.

En 1851, parurent dans la *Gazette Médicale* deux observations de M. Forget, de Strasbourg, où le diagnostic ne fut pas fait, et qui sont suivies des réflexions suivantes : « Les observations de ce genre sont plus curieuses qu'utiles à connaître ; car si elles sont appelées à figurer avantageusement dans une collection de cas rares, elles demeurent stériles pour la pratique, vu l'absence de signes qui puissent faire soupçonner le départ des accidents ; de sorte que le cas échéant, l'erreur serait également inévitable. » Nous ne pensons pas ainsi, et nous croyons, au contraire, avoir trouvé des signes utiles pour faciliter le diagnostic en recueillant plusieurs observations de ce genre.

En 1854, *Gazette des Hôpitaux*, on lit : « M. Huguier présente au nom de M. Monod un utérus dans le fond duquel s'est développé un énorme cancer encéphaloïde ulcéré, le col resté sain. » Et plus loin : « A propos de la présentation faite dans la dernière séance, par M. Huguier, relativement à un cancer du corps de l'utérus, sans altération du col de l'organe, M. Demarquay dit qu'il a eu deux fois l'occasion de voir des malades affectées de cancer occupant également le corps de l'utérus, et la maladie arrivait à la période la plus avancée sans avoir trahi sa présence par des accidents en rapport avec la gravité du mal. » Malheureusement beaucoup de faits ressemblent à ceux-ci ; l'observation clinique y fait défaut et ils n'ont de valeur que pour prouver la fréquence relative de cette forme de cancer utérin. En 1855, dans la *Gazette des Hôpitaux*, parut une de nos meilleures observations, recueillie par le docteur Monceaux dans le service de M. Gosselin. A partir de cette époque, il y a une série assez régulière. Cependant dans l'édition de Nélaton de 1859, le cancer du corps de l'utérus n'est décrit en aucune façon. « Le cancer de l'utérus se montre d'abord, dit-il page 797, tome V, dans l'immense majorité des cas, au col ; le cancer primitif du corps de l'utérus est excessivement rare ; à la vérité, on trouve assez souvent le corps de l'utérus envahi par la dégénérescence, mais ce n'est qu'une conséquence du progrès du mal. » Comme on le voit, Nélaton était resté de l'avis de Marjolin. Aran dans ses cliniques, 1860, traite admirablement le cancer utérin, mais néglige absolument de parler de celui qui se développe dans le corps. Scanzoni, presque à la même époque, représentant les idées allemandes, ne dit mot sur ce sujet. En 1867, dans la thèse de G. de Montfumat, sur les polypes de l'utérus, il y a un cas d'excroissance cancéreuse polypoïde, soigneusement décrit. Il avait été recueilli dans le service de M. Richet, qui, depuis, fit en 1874 à l'Hôtel-Dieu une leçon sur une tumeur semblable. Courty, en 1872, Gallard, en 1873, citent chacun une observation, mais sans y attacher grande importance. Nous ne pouvons continuer cette revue bibliographique sans sortir de notre cadre ; la plupart des auteurs ne traitant pas cette question. Il faut arriver en 1874 pour trouver dans Simpson (traduit par Chantreuil) des documents sérieux sur le cancer du corps de l'utérus. Dès 1854, il avait appelé l'attention sur ce sujet, et présenté à la Société médico-chirurgicale d'Edimbourg, deux pièces pathologiques concernant cette affection. Il l'a étudiée et rencontrée assez souvent depuis, et la regarde comme moins rare qu'on ne veut bien le dire. Dans sa clinique, au chapitre intitulé : « De l'affection carcinomateuse de la cavité du corps et du fond de l'utérus, le col n'étant pas atteint, » il donne neuf observations ; le texte n'a que quelques lignes, mais il commence ainsi : « La plupart des pathologistes et des praticiens ont établi que le col de l'utérus est toujours, ou presque toujours, la portion qui est la première affectée dans le cancer. Rokitansky a dit que le cancer de l'utérus « attaque toujours le col dans la première période, » Le cancer de l'utérus, remarque le Dr Walshe, « naît invariablement sur le col. » En décrivant le carcinome dans son ouvrage sur les maladies des femmes, sir Charles Clarke dit : « Cette affection attaque seulement dans le premier exemple le col de l'utérus, » et l'auteur, ajoute-t-il, insiste beaucoup sur cette observation. « Le processus cancéreux, suivant le Dr Francis Ramsbotham, attaque d'abord les tissus de l'orifice et du col de l'utérus. Je crois, continue-t-il, que c'est une règle invariable. » Des affirmations aussi sérieuses, reprend Simpson, sont susceptibles d'égarer le praticien et de causer, de temps en temps, des erreurs de diagnostic et de pronostic. Sans nul doute, le col de l'utérus est beaucoup plus fréquemment le siége d'une affection carcinomateuse que la cavité de l'organe, ou les tissus du corps et du fond. Mais j'ai été trompé moi-même comme bien d'autres par la croyance ordinaire. Dans le cours de ma pratique, j'ai vu, au contraire, un nombre très-considérable d'exemples dans lesquels l'affection, quand elle a atteint l'utérus, a débuté dans la cavité de l'organe, dans les parois du fond ou du corps, les tissus du col étant demeurés sains jusqu'à la fin, ou tout au plus n'ayant été affectés que d'une façon secondaire. » Ces lignes sont loin des idées de Lisfranc, de Teallier, dont le mémoire fut couronné en 1836, et de bien d'autres, plus modernes. Les conclusions de notre travail nous font entièrement partager cet avis. Robert Barnes, et Demarquay et O. Saint-Vel, dont les ouvrages viennent de paraître, donnent chacun une observation que nous reproduisons. Robert Barnes donne même un mode de traitement qui n'est pas à l'abri de la critique. Enfin, en terminant, nous dirons que les Bulletins de la Société anatomique, mine inépuisable, nous ont fourni 14 faits, et le *Progrès Médical* 4. Nous avons placé à la fin de notre thèse nos observations par ordre chronologique, de façon qu'elles forment ainsi une sorte de résumé historique de la question.

ANATOMIE PATHOLOGIQUE.

En clinique, il est bien difficile de saisir toujours la différence symptomatique qui peut exister entre toutes les variétés de cancer décrites par les micrographes. Pour l'utérus, par exemple, organe profondément situé et assez difficile à examiner, une étude semblable est fort difficile. Nous nous contenterons de la grande division du cancer en carcinomes vrais et épithéliomes. Leurs principaux caractères cliniques sont communs, puisque les uns et les autres sont « des maladies caractérisées par la double tendance : 1° à détruire le tissu de l'organe; 2° à se reproduire sur place, et à s'étendre à tous les organes voisins avec plus ou moins de rapidité; quelles que soient d'ailleurs les affections qui président au développement de cette maladie, ou les formes anatomiques qui la représentent » (Courty, *loc. cit.*, p. 993).

Presque toutes les tumeurs malignes se ressemblent par leurs tendances de destruction, d'extension, de reproduction, qui entraînent tôt ou tard un résultat aussi funeste. C'est ce côté qui, dans la question, nous intéresse particulièrement, et loin de nous étendre sur l'histologie des cancers intra-utérins, nous laisserons à l'écart ce genre d'étude. Nous renvoyons aux ouvrages de MM. Robin, Cornil, etc., qui ont traité ce sujet avec la compétence scientifique qui leur appartient. A l'aide de nos observations, nous avons pu voir que les carcinomes et les épithéliomes ont une marche et des caractères assez distincts dans le corps de l'utérus, et toujours suffisants pour reconnaître ces deux genres de tumeurs malignes. Tout d'abord, ils ne se développent pas de la même manière, et n'affectent pas au début les mêmes tissus.

Le carcinome, assez souvent interstitiel, débute par le corps utérin; l'épithéliome, plus généralement, par la muqueuse. De là, pour chacun d'eux, des symptômes bien nettement accusés. Les variétés de ces deux grandes classes seraient plus difficiles à différencier, et, comme nous l'avons dit, nous ne l'avons pas cherché parce que cette étude est difficile, et que le résultat est aussi fatal dans un cas que dans l'autre.

Les deux grandes divisions établies plus haut nous suffiront, au point de vue macroscopique, pour faire la description clinique anatomo-pathologique des tumeurs malignes du corps de l'utérus.

Le carcinome se montre sous la forme d'encéphaloïde; il est interstitiel et marche assez lentement. Il peut être primitif ou secondaire; dans le dernier cas par propagation. Il se développe surtout chez les femmes âgées, et nous ne l'avons pas trouvé au-dessous de 40 ans. Il n'est pas aussi fréquent que l'épithéliome, et il paraît probable que, dans un certain nombre de cas, on a donné, comme encéphaloïdes, des tumeurs épithéliales ramollies, parce que l'examen microscopique n'en avait pas été fait. Sa présence est annoncée par un écoulement plus ou moins séreux, souvent sans odeur, résultant de l'irritation qu'il cause à distance sur la muqueuse utérine. Il se développe assez lentement, forme une tumeur qui, gagnant de proche en proche, finira par atteindre soit la cavité péritonéale, soit la cavité de la matrice. Les symptômes ne seront pas les mêmes dans les deux cas; s'il s'étend vers la cavité utérine, les hémorrhagies paraîtront plus tôt et en plus grande abondance; s'il gagne le péritoine, il se formera de nombreuses adhérences sous l'influence de l'inflammation sourde qu'il provoque et entretient dans la séreuse. Des brides cancéreuses uniront entre eux les différents organes du petit bassin; l'épiploon, l'intestin grêle lui-même, seront réunis à la masse de la tumeur. Quand arrivera la période de ramollissement, si ce néoplasme, dont les parois sont friables, vient à se rompre tout à coup dans la grande séreuse abdominale, on aura à une péritonite suraiguë. Le cas n'est pas rare, mais il est retardé par l'épaississement du péritoine; il y a comme une sorte d'enveloppe protectrice qui empêchera pour un temps aux débris cancéreux de pénétrer dans la cavité péritonéale. Si la rupture a lieu, on trouve alors un cloaque rempli d'un magma putrilagineux, fétide, dans lequel sont confondus les ovaires, les trompes et le corps même de l'utérus qu'on ne trouve plus. On voit aussi, sous l'influence de la rupture de quelques vaisseaux dans la cavité péritonéale, des épanchements sanguins, de véritables hématocèles compliquant la marche du cancer. Comme ce genre de néoplasme siége plus souvent vers le fond et dans la paroi postérieure de l'utérus, on comprend qu'il engendre ces différents troubles. Il se porte aussi plus fréquemment vers le rectum que vers la vessie. Cet intestin est envahi par le carcinome qui remplit le tissu cellulaire du petit bassin ; il s'y forme des rétrécissements qui diminuent son calibre au point de masquer l'affection principale, et de simuler une occlusion intestinale. Les ganglions iléo-lombaires sont rapidement atteints, puisque le péritoine et les lymphatiques sont les grands agents de propagation.

Les ovaires, les trompes, échappent quelquefois à une dégénérescence complète ; mais le plus souvent ils sont gagnés de proche en proche par le néoplasme, avec lequel ils finissent par former une seule masse. Les trompes peuvent se dilater, se remplir de liquide, et simuler des kystes de la grosseur d'un œuf ordinaire. C'est une simple accumulation de liquide qui se fait sous l'influence du processus irritatif, et par oblitération des orifices tubaires, comme l'a démontré M. le professeur Verneuil à la Société anatomique. Il a fait voir encore que l'excitation qui portait sur les trompes, pourrait, quand elles sont libres, expliquer certains cas d'hydrorrhée. On sait combien est abandant l'écoulement séreux du cancer intra-utérin, puisque nous en faisons presque un signe pathognomonique. Quand le carcinome se développe plutôt vers la cavité utérine, les symptômes abdominaux seront moins graves, et les hémorrhagies augmentées en nombre et en quantité. La tumeur peut occuper tout le corps de la matrice sans arriver à la période de ramollissement. D'autres fois, après avoir gagné le col, elle simule un cancer de ce segment; mais l'observation microscopique montre qu'elle a commencé par le corps où les cellules sont à l'état graisseux, tandis que les éléments dans le col sont jeunes et intacts. Après s'être ramolli, l'encéphaloïde peut s'ulcérer; on verra alors mêlés au liquide de l'écoulement, des détritus cancéreux de toute sorte; la fétidité caractéristique paraîtra, si jusqu'alors elle ne s'était pas montrée. Le globe utérin, sous l'influence de la tumeur maligne, sera doublé et même triplé de volume, et pourra remonter jusqu'au-dessus du pubis; il paraîtra en même temps descendre dans le petit bassin qu'il remplira presque entièrement. Au toucher, il présentera des points durs, d'autres ramollis, comme fluctuants; il sera inégal, bosselé, mamelonné sur toute sa surface.

Nous trouverons dans l'épitheliome une partie des caractères que nous venons de passer en revue. Ce genre de tumeur maligne débute par la muqueuse sur laquelle il végète, forme des tumeurs dites en choux-fleurs, simulant des polypes ; c'est la variété végétante qui devient ulcéreuse plus ou moins vite, selon le temps qu'elle met pour arriver au ramollissement. Les deux peuvent d'ailleurs exister à la fois dans la cavité utérine. Les écoulements de toute nature, les hémorrhagies, prennent aussitôt avec ces néoplasmes un caractère de gravité exceptionnel. Ces tumeurs peuvent devenir saillantes entre les lèvres du col dilaté, et même s'y sphacéler ; elles répandent une odeur fétide. Elles ont une surface irrégulière, granuleuse ; leur tissu est très-friable et très-facile à déchirer. Quand on pratique le toucher elles saignent abondamment. Le corps de l'utérus est volumineux, pesant, mais assez régulier. Lorsque la tumeur ne paraît pas à l'orifice du col, si on introduit l'index, ce qui est assez facile puisque dans ces cas cet organe est toujours dilaté, on sentira à l'intérieur de la cavité utérine une production mollasse se laissant peu déprimer ; le doigt ne peut pas la contourner ou la limiter comme les polypes. On constate une dureté, une rigidité des parois, recouvertes d'excroissances plus ou moins saillantes, arrondies ou même ulcérées ; à côté d'une tumeur assez volumineuse on peut sentir les bords décollés, végétants, irréguliers, d'une ulcération dont le fond est fongueux et constitué par du tissu dégénéré. Le tissu sous-jacent est dur dans certains points, mou dans d'autres, et saigne au moindre contact. A cette période, quand il n'y aura plus qu'une ulcération, il sera embarrassant de dire sous le microscope, si l'on a affaire à un carcinome ou à un épithéliome. C'est aussi à ce moment que les masses épithéliales vont envahir les tissus voisins. Leur propagation vers les organes pelviens est moins fréquente que dans l'encéphaloïde. On trouvera des indurations, des saillies cancéreuses dans le col, le vagin même ; le rectum et la vessie participeront aussi à la dégénérescence. Il se fera un écoulement des matières contenues dans ces organes, par la vulve, ou bien au contraire ce seront les détritus cancéreux qu seront mêlés à l'urine et aux fèces. Il y a différentes formes de tumeurs malignes qui, cliniquement, ont les mêmes symptômes ; certains polypes même des végétations placentaires ont pu les imiter au point que le microscope, au début, a été seul capable de trancher la question. Il y a des granulations où l'on trouve de nombreuses cellules épithéliales et les éléments du sarcome. Dans ces cas, la marche consécutive de la maladie, les ganglions et les organes voisins envahis par les néoplasmes, montrent trop vite qu'ils n'ont pas l'innocuité relative des polypes.

Enfin, dans tous les cas que nous avons relevés de cancers intra-utérins au-dessous de 40 ans, on a eu affaire à des épitheliomes. Nous n'insisterons pas sur les troubles éloignés et généraux qu'entraîne avec elle la diathèse cancéreuse. De même qu'il y a des cancers secondaires du corps de l'utérus, de même, lorsque cet organe est attaqué primitivement, les autres organes, même éloignés, peuvent être pris secondairement. Nous avons rapporté un cancer de la mamelle développé dans ces circonstances. Cependant, nous ne pouvons passer sous silence les accidents consécutifs à l'envahissement néoplasique des ganglions, et à leur influence sur les gros vaisseaux du petit bassin, sur les plexus ovariens dans lesquels on a trouvé si souvent des veines remplies de caillots. Il se fait des thromboses spontanées jusque dans l'artère pulmonaire, ce qui amène la mort par syncope. La phlegmatia alba dolens est le résultat des thromboses des veines, des organes pelviens, des membres abdominaux, et paraît du côté où siége la production néoplasique.

Ces accidents naissent dans l'une comme dans l'autre forme de cancer que nous venons de décrire.

GENÈSE ET ÉTIOLOGIE.

La plupart des auteurs ont assigné au cancer de l'utérus une foule de causes souvent contradictoires dont l'influence n'est pas prouvée. Comme ils avaient surtout en vue le cancer du col, ils ont fait jouer aux influences extérieures, aux déchirures, aux chocs, aux ulcérations, etc., qui peuvent atteindre cet organe le plus grand rôle. Or, si on admet qu'il y a solidarité entre les différentes parties d'un même viscère, et que la maladie d'un segment retentit sur l'autre, peut-être alors doit-on accepter pour le corps un certain nombre de causes invoquées pour le col. Cruveilhier, dans son Anatomie pathologique du corps humain, t. II, 23e livraison, texte de la planche 6, s'exprime ainsi : « Vainement ai-je interrogé les antécédents de la vie des malades, pour pouvoir y découvrir quelque cause, au moins éloignée de cette terrible maladie. La vie la plus irréprochable comme la plus dissolue, la stérilité comme la fécondité ; les grossesses et les accouchements les plus heureux comme aussi les plus malheureux, l'allaitement comme le défaut d'allaitement, la menstruation la plus régulière comme la plus irrégulière, l'avortement ou le défaut d'avortement, une vie active, laborieuse, comme aussi la plus inoccupée, l'hérédité, le tempérament, les scrofules, la syphilis, les flueurs blanches, les polypes utérins, les tumeurs fibreuses; aucune circonstance appréciable, en un mot, ne paraît exercer la moindre influence sur le cancer utérin. » Nous ne serons pas complètement de l'avis de M. Cruveilhier, en ne considérant que le cancer du corps de l'utérus. Nous admettons en effet plus particulièrement trois causes efficientes : la diathèse cancéreuse, l'hérédité, l'âge. Nous pensons avec la plupart des cliniciens, qu'il existe pour le cancer, à quelque région qu'il appartienne, une cause occulte, une disposition particulière des sujets à être affectés de cette maladie, une élaboration intérieure qui, sous de certaines influences, se traduit dans un organe par des manifestations sensibles. C'est ce qui constitue la diathèse cancéreuse et les conditions d'hérédité ou de généralisation que nous avons rencontrées dans plusieurs de nos observations, nous confirment dans cette opinion. Comme une preuve d'hérédité et de transmission du cancer dans la même famille, sous des formes diverses, avec un siége spécial. M. le professeur Broca en a donné un tableau généalogique bien frappant dans son traité des tumeurs t. I, p. 151. Cette transformation et cette transmission du cancer par la génération, y est étudiée de 1788 à 1856, et montre que dans cette période de moins de soixante-dix ans, dans la même famille il y a eu 16 cas de mort de cette affection. Il est difficile de ne pas trouver ces faits concluants.

Quant à l'âge des malades, et à l'époque de son apparition, nous remarquons qu'il arrive bien plus tard que le cancer du col. Il succède à la ménopause. C'est ce qui ressort du tableau comparatif que nous avons dressé à l'aide de 34 observations, où l'âge était indiqué. Ce nombre est faible comparé aux 395 cas du tableau que nous avons emprunté à West ; mais la statistique de cet auteur porte non-seulement sur ses observations personnelles, mais encore sur celles de Lebert, Kiwisch, Chiari et Sibley. De plus, il considère le cancer de l'utérus en général, sans distinction de segment, tandis que notre tableau ne contient que des cas de cancers du corps ou de la cavité. C'est donc, à vrai dire, une comparaison entre la fréquence de l'apparition du cancer, dans le corps ou dans le col de l'utérus aux différents âges, par périodes de dix ans.

De 10 en 10 ans.	West.	Personnel.
De 20 à 30 ans.	39	2
De 30 à 40 ans.	166	1
De 40 à 50 ans.	242	7
De 50 à 60 ans.	95	17
De 60 à 70 ans.	48	6
Au-dessus de 70 ans.	5	1

Sur les 34 malades, 20 ont été atteintes entre 49 et 62 ans ; 7 au-dessous de 49 ans (à 28 ans, 29 ans, 33 ans, à 40 ans, deux, et deux à 42 ans); trois malades avaient plus de 62 ans, (66 ans, 68 ans, 74 ans).

Ces chiffres sont importants, car ils établissent bien que le néoplasme dans ce segment de l'utérus apparaît plus fréquemment après la cessation des règles. Ils prouvent en outre qu'il est rare au-dessous de 40 ans, puisqu'il n'y en a que 3 cas sur 34. Tandis que la fréquence du cancer du col correspond à une période décennale qui va de 40 à 50 ans, celle du cancer du corps va de 50 à 60 ; elle retarde de dix ans. Si enfin on prend la moyenne des âges dans les différentes observations, on obtient 51 ans, ce qui reste d'accord avec les chiffres précédents.

Courty dans son Traité des maladies de l'utérus, p. 1002, émet l'opinion suivante : « mes observations, si elles sont suffisantes, paraissent m'autoriser à conclure que chez les vierges, plus souvent que chez les autres femmes, le développement du cancer coïncide avec les approches de la ménopause, et les troubles menstruels qui signalent cette période de la vie sexuelle.» Sur 8 cas comprenant des femmes vierges, ou tout au moins nullipares et n'ayant pas fait de fausses couches, âgées de : 55, 54, 50 (deux), 49, 40, 33 ans et la 8e, dite assez âgée (obs. 9), on obtient une moyenne de 48 ans. Si on fait le même travail pour les femmes qui ont eu des enfants ou des fausses couches, sur 13 observations on obtient 49 ans. Ces chiffres confirmeraient l'opinion de Courty; et le cancer du corps suivrait la marche général du cancer du col. Cependant le petit nombre de faits observés, et le peu de différence d'âge, font que cette question est tout à fait secondaire.

Pour être aussi complet que possible, nous devons citer les opinions de quelques auteurs sur l'influence des causes locales dans le cancer, celles qui nous ont paru plus importantes ou plus curieuses. Parmi ces dernières vient en première ligne celle du professeur Ed. Martin (Contribution à l'étiologie et à la thérapeutique du cancer utérin, Berlin. Klin. Wochenscrift, 1873, nº 28). Il conclut que cette affection se développe surtout chez les femmes qui ont eu des rapprochements sexuels avec des hommes ayant, ou ayant eu autrefois des maladies vénériennes. Une opinion aussi bizarre peut se passer de tout commentaire.

La note suivante est extraite de la revue médicale du Journal *le Progrès médical*, 1875, page 778 : la part d'influence qu'il convient d'attribuer aux traumatismes et aux irritations locales dans l'étiologie du cancer, est très-diversement appréciée par les pathologistes, et les dissidences à ce sujet sont beaucoup plus profondes encore en Angleterre et en Allemagne, qu'en France. L'importance prédominante de la diathèse est presqu'universellement reconnue par les cliniciens français ; sir James Paget en Angleterre, Billroth en Allemagne, sont les défenseurs de cette théorie. Au contraire, des anatomo-pathologistes célèbres, Virchow, Rindfleisch et des chirurgiens comme Thiersch, font jouer le rôle principal aux causes locales. C'est l'opinion qu'à soutenue Campbell de Morgan, dans son livre sur l'origine du cancer, en 1872, à la Société pathologique de Londres (*Méd. Times and Gazette*, 1872). A. Fredun (de Breslau) vient de publier dans les archives de Virchow (LXIV, p. 1.) un mémoire sur le point de départ et le mode d'extension du carcinome pelvien chez la femme ; il s'y montre partisan de la théorie des causes locales. Il rapporte plusieurs faits de carcinome pelvien développé chez des filles vierges ou chez des femmes présentant une atrésie vaginale ; dans ces circonstances, le col utérin, siége de prédilection du cancer primitif de l'utérus, est respecté ou n'est envahi que secondairement, les causes d'irritation abituelle ayant fait défaut. C'est autour du rectum ou de la vessie, dans le tissu conjonctif du petit bassin que débute alors le néoplasme. Les observations sont peu nombreuses, et l'auteur lui-même déclare que la question réclame pour être jugée, de nouveaux éléments. On conçoit mal d'ailleurs quelles influences locales peuvent rendre compte de l'apparition du cancer dans les faits cités par Freund. Le cancer est étudié au même point de vue, mais d'une manière tout à fait générale, par Beneke, dans le *Deutsches Archiv.* F. Klin, méd. T. xv. p. 538.

Si l'on vient à comparer ces différentes causes, la diathèse étant admise, on voit que c'est l'âge qui paraît jouer le rôle le plus important. Le cancer, en effet, débute le plus souvent par la muqueuse; il est plus rarement interstitiel, et vient alors presque toujours par propagation. Il apparaît à la ménopause chez les nullipares, un peu plus tard chez les femmes dont le corps utérin a fonctionné, soit qu'elles aient eu des enfants ou des fausses-couches. A cette époque de la vie, la muqueuse utérine ne subissant plus son mouvement fluxionnaire menstruel, sa circulation est moins active; le muscle lui-même s'atrophie comme on le voit chez les vieilles femmes. Ses fibres n'ont plus de tendances à se contracter, il devient un organe immobile et inactif. Si, comme on l'a dit, les néoplasmes se développent de préférence dans les tissus où la vie est peu active, comme les tubercules aux sommets des poumons, ne pourrait-on pas faire ici une application de ce principe? Le cancer du corps est bien plus rare que celui de la portion cervicale et introvaginale. Ces parties ne prennent pas part au mouvement menstruel, et pendant la durée de la vie sexuelle, elles sont le siége d'élection du cancer utérin. La ménopause arrivée, le corps de l'utérus entré en repos, il sera plus souvent atteint, sans que le col le soit relativement moins, puisque les conditions d'activité et de nutrition de ce segment ont peu changé.

On doit aussi remarquer que c'est surtout chez les femmes âgées qu'on trouvera le cancer du corps de l'utérus par propagation, et que chez les femmes encore bien réglées, il naît directement dans la cavité de l'organe.

Enfin pour terminer ce qui a trait à l'étiologie, il était curieux de se rendre compte de la fréquence relative des tumeurs malignes qui se développent primitivement dans le col ou dans le corps et la cavité de l'utérus. Cela ne pouvait être fait que par un observateur ayant recueilli un grand nombre de cas de cancers utérins. Nous le trouvons dans Lebert, Traité des maladies cancéreuses, Paris 1851, p. 219. « On s'accorde aussi généralement à regarder le cancer primitif du corps de l'utérus comme une affection très-rare, et M. Ferrus nous paraît même dépasser la proportion réelle en indiquant, sur 32 cas, le nombre de 3 pour le cancer primitif du corps de la matrice. Nous n'avons rencontré que deux cas de ce genre sur 45..... » Ce sont les deux seules statistiques de ce genre que nous ayons trouvées. Or si on prend une moyenne en se basant sur elles, on voit que sur cent cancers utérins, six fois environ il débuterait directement par le corps ou la cavité. Ce chiffre ne nous parait pas trop fort, en voyant ce qu'en dit Simpson, le chirurgien qui a sur ce sujet publié le plus d'observations. Dans Courty loc. cit. p. 1012, en note), il y a un relevé de 429 cas de cancers de l'utérus dans lequel un seul cas de cancer primitif du corps est noté. Cela nous paraît erroné, parce que c'est en contradiction avec les chiffres de Lebert et de Ferrus qui, sur un petit nombre de malades, l'ont noté encore assez souvent. Il y aura eu des erreurs de diagnostic ou d'observation, Enfin notons en terminant que, l'utérus étant le siége par excellence du cancer, il est raisonnable d'admettre qu'il soit atteint dans ses deux segments.

SYMPTOMATOLOGIE.

Une certaine obscurité cache presque toujours le début et les premiers symptômes du cancer de l'utérus, quel que soit le segment occupé par le néoplasme. Peut-être n'y a-t-il pas encore dans la pathologie utérine une seule observation de cancer commençant, bien probante, même pour le col que l'on peut voir et toucher facilement. Il est probable cependant que le début réel, n'est pas bien différent ni bien éloigné du début noté dans les faits bien décrits. Lorsque le médecin est consulté, la lésion est plus ou moins manifeste, et les réminiscences des malades sont vagues et incertaines. Le cancer peut même avoir fait de grands progrès avant que les manifestations qu'il détermine soient assez prononcées pour trahir la gravité du mal. Tels par exemple ces cas où les tumeurs font déjà saillie entre les lèvres du col. Ces formes latentes, pour ainsi dire, montrent que la douleur est loin d'avoir la valeur qu'on est porté à lui attribuer, D'ailleurs, tout en gardant des traits communs en rapport avec la lésion, l'expression symptomatique varie avec l'individualité des sujets. Le cancer du corps de l'utérus, lésion locale d'abord généralement, débute par des symptômes locaux qui trahissent le trouble de cet organe. Nous nous attacherons peu à la description des grands signes diathésiques communs à tous les dégénérescences cancéreuses quels que soient les viscères tout d'abord envahis. Ce que nous tenons à faire ressortir, ce sont les signes locaux à l'aide desquels on peut, dans les cas les plus difficiles, arriver à présumer cette redoutable affection. Les symptômes du cancer du corps de l'utérus doivent être divisés en signes rationnels, et signes sensibles. La valeur de chacun d'eux est relative à la période où il apparaît. Nous en reconnaissons deux : la période du début où rien n'affirme ni ne dénonce l'affection ; la deuxième ou période finale dans laquelle la diathèse cancéreuse est dénotée par des symptômes généraux.

Nous allons étudier, tout d'abord et successivement les signes rationnels qui comprennent : la douleur, les troubles de la menstruation, les hémorrhagies utérines, les écoulements de toutes sortes, les symptômes de voisinage, et les phénomènes sympathiques.

La douleur s'observe presque constamment sous une forme ou sous une autre, surtout à la fin de la maladie. Sur 24 cas où l'on s'est enquis de ce signe, l'absence est absolument notée quatre fois, obs. 9, 34, 39... Chez les malades qui se plaignent d'éprouver des souffrances plus ou moins vives, tantôt ce sont de simples tiraillements dans les aines, à la partie supérieure des cuisses, dans les lombes ; tantôt c'est un sentiment de plénitude dans le bassin ou de pesanteur et de gêne vers le périnée et la région sacrée. Dans l'obs. 2, il y avait coccyodynie. La douleur était tellement limitée à la région anale qu'on crut à une névralgie de ces parties. D'autres fois elle prend un caractère intermittent, et Simpson qui y attache une certaine importance à noté ce fait dans les obs. 22 et 23. La patiente éprouvait des élancements tels, obs. 23, qu'elle ne pouvait avoir aucun repos et ne faisait que pousser des cris. Ces douleurs sont plus rarement continues. Elles offrent des exacerbations à certaines heures, obs. 40. Une cause fortuite, le toucher vaginal ou rectal, une violence extérieure, un brusque mouvement peut la réveiller.

Dans 7 cas, nous la trouvons propagée aux membres inférieurs et jusqu'à l'extrémité du gros orteil. Nous n'avons pas trouvé le caractère lancinant qui a été donné comme signe pathognomonique de la douleur dans le cancer. Elle est dite atroce dans les observ. 7 et 13; quelquefois elle paraît sous l'aspect de crampes, obs. 37, ou encore d'une manière sourde, mais continue, à l'hypogastre, observ. 33. Elle forme une ceinture qui, partant des lombes, se termine au-dessus de la symphyse pubienne. Mais, ce qui est surtout digne de remarque, c'est de voir que cette douleur n'existe pas au début du mal. C'est généralement à une période fort avancée qu'elle arrive, alors que l'aspect de la malade est caractéristique. L'affection localisée au corps de l'utérus, s'étend, gagne les organes voisins et surtout les ganglions.

C'est à ce moment que les nerfs eux-mêmes sont atteints par la dégénérescence, et que le néoplasme pénètre le névrilème, comme M. Broca l'a constaté pour les racines du sciatique (Bulletin de la Société anatomique, t. XXIII). M. Cornil a presque toujours trouvé, chez les femmes qui avaient souffert d'une façon continue et violente dans les cuisses, les jambes et la région fessière, soit une néoplasie épithéliale, soit une hypertrophie et hypergenèse du tissu cellulaire, du névrilème, des nerfs sciatiques et cruraux, généralement d'un seul côté. (Sur la production de tumeurs épithéliales dans les nerfs ; dans le Journal d'anatomie et de physiologie de Robin, 1864, p. 196 à 198.) La tumeur siégeant à gauche du corps de l'utérus, obs. 32 et 35, la douleur s'irradiait dans la jambe du même côté, c'est-à-dire aussi dans le sens de la généralisation. Dans l'observation 17, c'est à droite. Enfin, la douleur qui n'a pas de caractère bien particulier peut manquer complètement.

Les troubles de la menstruation existent toujours quand la femme est encore réglée. Chez quelques-unes, il y a des retards ou des avances de plusieurs jours ; les périodes menstruelles sont très-irrégulières dans leur apparition. Les ménorrhagies, ou chez les femmes qui ne sont plus réglées, les métrorrhagies, sont de la plus haute importance. Elles existent toujours dans le courant de la maladie, et presque toujours au début. C'est le symptôme qui manque le moins. Chaque fois, dit Lebert, qu'il survient « en dehors des époques sans qu'il y ait de grossesse, sans que l'on constate l'existence de tumeurs fibreuses de l'utérus, ou de polypes, ou de ces boursouflements de la muqueuse utérine susceptibles d'être enlevés par le grattage, on doit penser à une affection organique de la matrice » (*loc. cit.*, p. 245). Son importance sera bien plus grande quand la femme, qui ne voit plus ses règles depuis longtemps, a tout à coup une perte sans cause apparente. Tous les auteurs sont d'accord à ce sujet. Sur 24 observations dans lesquelles les métrorrhagies ont été notées, 22 fois elles viennent très-fortes dès le début; 8 fois à la fin seulement. Dans 6 cas elles ont duré d'une façon continue et grave pendant toute la maladie. Tout d'abord, elles sont composées de sang veineux et artériel presque pur, fluide ou accompagné de caillots; mais quand la perte persiste, avec les progrès du mal, surtout dans les cas de tumeurs en chou-fleur, elles finissent par être mélangées à du pus et à des détritus cancéreux. Pendant toute la maladie, il existe un écoulement que rien ne tarit; c'est un signe constant quelle que soit sa nature. Il alterne avec les métrorrhagies; quand, par hasard, celles-ci ne se sont pas encore montrées, on le trouve déjà. Chez les femmes qui étaient sujettes à la leucorrhée, observ. 40, celle-ci devient plus abondante; chez les femmes qui n'avaient pas de leucorrhée et qui sont encore réglées, il apparaît dans l'intervalle de deux époques; ou chez celles qui ne sont plus réglées, après une perte. Il n'a pas de caractères particuliers comme odeur, ni comme couleur; il est blanc, jaunâtre, roussâtre; séreux, très-limpide assez souvent. C'est tantôt un simple suintement, tantôt un écoulement très-fort. Quel qu'il soit, il doit, quand il a cette persistance sur laquelle nous insistons, inspirer autant de crainte et de méfiance que les métrorrhagies. Au commencement de la maladie, il n'a aucune odeur, et assez souvent même pendant toute la durée. Sur 22 cas, nous le trouvons donné comme fétide 9 fois seulement. Il ne faut donc pas s'attendre à faire le diagnostic à l'aide de cette odeur particulière, *sui generis*, qui trahit souvent le cancer du col. A la période finale, surtout avec les tumeurs polypoïdes de la cavité, quand il y a gangrène et élimination partielle de ces néoplasmes, le liquide qui s'échappe au dehors emportant ces détritus, s'imprègne de leur odeur, et devient caractéristique. Il peut être rosé par le mélange d'un peu de sang; puriforme, sanieux, fétide et grisâtre s'il y a ulcération. Cependant l'observation 12, de Simpson, le montre dès le début d'une odeur repoussante et de couleur verdâtre. Dans le cas de Courty, obs. 27, il était roussâtre, continu, sans odeur, et il n'y avait pas d'hémorrhagies; dans l'observ. 37, on ne trouve qu'un écoulement blanc qui existe depuis un an, sans pertes. En résumé, au début l'écoulement est séreux, limpide, inodore; la fetidité n'apparaît que plus tard. Son caractère principal, c'est sa persistance.

Les symptômes de voisinage se montrent alors que le corps de l'utérus se développe sous l'influence du néoplasme qui gagne les parties voisines, et donne lieu à des troubles divers.

Dans le cancer du col, on observe surtout des désordres du côté du vagin, de la vessie et du rectum. Ici, l'organe étant plus élevé dans le petit bassin, et enveloppé par le péritoine, on aura presque toujours de bonne heure des signes de péritonite. Il se forme de petits foyers partiels, circonscrits, qui peu à peu amènent des adhérences à l'aide desquelles le corps de l'utérus va être immobilisé. Les ovaires et les trompes, les ligaments larges, seront envahis tour à tour avec le cul-de-sac rétro-utérin. Il peut se faire même que le néoplasme enserre la partie inférieure du rectum, au point de simuler un rétrécissement cancéreux, ou une occlusion intestinale, observ. 8 et 37. Les troubles du côté de la vessie, dysurie, strangurie, rétention d'urine, sont plus rares que dans le cancer du col; cela vient de ce que l'affection, en raison de la situation de l'organe, se propage beaucoup moins du côté du vagin et du col, que du côté des organes renfermés dans le petit bassin. Les ganglions et les lymphatiques qui sont pris rapidement, entourent les gros vaisseaux, et il y a de la phlébite, de la phlegmatia alba dolens plus marquées d'un côté que de l'autre, et répondant à la tumeur. Les plexus nerveux, comprimés ou envahis par le cancer, donnent lieu aux douleurs que nous avons signalées. Assez fréquemment les trompes oblitérées se remplissent de liquide et forment une sorte de petit kyste, mais ne donnent pas de signes. Les ovaires sont dans le même cas, et ne forment pas de ces tumeurs volumineuses comme lorsqu'ils sont pris primitivement. La vessie peut être envahie et perforée par la tumeur, observ. 13; de là différents symptômes : pissement de sang, urine fétide, etc. Le vagin et le col qui ne sont pas à l'abri, donnent peu de signes particuliers en raison de leur peu d'importance fonctionnelle. Quand la maladie a marché vers le rectum, il y a dans le principe, constipation, alternative de constipation et de dévoiement; puis, dévoiement continu, et enfin communication quelquefois.

L'ulcération du tissu utérin gagnant le péritoine, il peut se faire une perforation, et la mort arriver par péritonite suraiguë. C'est ce qui eut lieu dans les observations 5, 6, 7, 13, 16, etc. Les symptômes de voisinage sont donc absolument variables ; ils sont sous la dépendance de la marche plus ou moins rapide de la tumeur, du siége qu'elle occupe dans l'utérus et enfin de l'importance de l'organe secondairement envahi.

Le péritoine une fois pris, il y a dans le petit bassin ou dans tout l'abdomen des douleurs sourdes d'abord, puis bientôt vives, qui sont exagérées par le toucher hypogastrique. Il peut même exister un mouvement fébrile assez marqué, observation 40. C'est à ce moment que paraît l'aspect cachectique et diathésique, qui pour nous appartient à la deuxième période. Ce sera là aussi qu'on observera le plus de phénomènes sympathiques : pendant que le mal sévit sur le corps de l'utérus, son influence se montre en même temps ou bientôt après sur le reste de l'organisme. Moins que dans le cancer du col, on ne voit dès le début l'amaigrissement, le dépérissement général de la malade, avant même les hémorrhagies et les douleurs. Sur 20 cas où la santé antérieure est notée, elle est dite forte et bonne 18 fois ; dans tous au moment de l'examen, la malade accuse un changement notable ; beaucoup sont amaigries et cachectiques, parce qu'elles ne se sont plaintes qu'au dernier moment. Le teint jaune-paille n'est indiqué que dans quelques observations ; il y a bouffisure de la face, qui est grippée dans le cas de péritonite ; on trouve plutôt ce qu'on a appelé le facies utérin. Enfin, les malades dorment mal, il s'opère un changement notable dans leur caractère qui devient sombre. Les digestions sont languissantes et difficiles, les forces s'épuisent, le pouls languit ; la peau sans être jaune-paille devient terreuse ; il se déclare de l'ascite et de l'œdème dans les membres inférieurs. On peut voir en un mot tous les troubles que produit l'infection cancéreuse, et les malades succombent aux progrès du mal.

Les signes sensibles ou directs sont de beaucoup les plus importants. Ils nous sont fournis à l'aide du palper, des différents modes de toucher, du spéculum, du cathétérisme utérin, et de toutes ces méthodes combinées entre elles.

L'exploration doit toujours commencer par le toucher, qui répugne moins aux femmes que le spéculum et qui donne plus de renseignements. D'ailleurs, surtout à la fin, le spéculum occasionne une telle douleur, que son application sera impossible. Au début, on constate que le col est constamment sain, un peu ramolli, et légèrement entr'ouvert de façon à permettre d'introduire la première phalange dans sa cavité, même chez les vierges, observation 35. A cette période il occupe sa place normale, avec une légère déviation dans un sens ou dans l'autre. Plus tard, à cause du développement de tout l'organe, il semble abaissé. En portant le doigt plus profondément et en contournant le col, on sent un gonflement circulaire qui provient du corps et lui donne une forme globuleuse ; il n'est pas encore déformé, mais paraît plus gros, lourd, comme immobilisé. Plus tard, on sent des bosselures à sa surface, des dépressions ; les culs-de-sac sont plus ou moins diminués.

En cherchant à soulever l'organe pendant qu'avec l'autre main on appuie sur l'hypogastre, on sent que le corps est plus volumineux et moins mobile. Quelquefois on aura dans une des fosses iliaques la sensation d'une tumeur qui se prolonge dans le petit bassin et semble attenir à l'utérus. Par le toucher rectal on se rendra mieux compte encore de l'état du corps de l'utérus. Quand la tumeur siége sur la face postérieure, le rectum se trouve comprimé et on sent toutes les irrégularités. Par cette voie encore, on juge que l'utérus est fixé par des brides au milieu du petit bassin qui paraît rétréci, soit par le volume de la tumeur, soit par ses adhérences. Quand le néoplasme occupe le fond ou la paroi antérieure, la palpation hypogastrique qui décèle aussi un degré de sensibilité plus ou moins grande, fera reconnaître les changements survenus dans la forme et le volume de l'organe. On peut trouver une tumeur saillante entre les lèvres du col, et l'examen et le diagnostic sont alors facilités. Observation 10, 28, etc.

Dans l'observation 26, on a regardé cela comme une gêne pour l'exploration. Quand le col et les parties vaginales ne sont pas atteints, comme au début, nous avons dit que le spéculum était inutile; quand ces parties sont envahies, il est douloureux; il peut même être dangereux si par le toucher on avait méconnu une altération, dans l'une des parois de l'organe, qui tend à l'ulcération.

Il occasionne des hémorrhagies, et les connaissances qu'il peut donner ne valent pas celles que l'on a acquises par le toucher. On ne pourra donc s'en servir que fort peu. La dilatation du col par des tentes, des éponges préparées, est entrée dans la pratique tout autant que le cathétérisme utérin qui demande une grande prudence. Aussi devra-t-on l'employer lorsque les pertes rouges, blanches, fétides, etc., ont fait penser que les symptômes locaux et généraux sont causés par une production pathologique intra-utérine, dont il est nécessaire de déterminer la nature. Grâce à la dilatation naturelle ou artificielle, le doigt peut en partie explorer la cavité utérine. Suivant la variété du cancer, il trouve une masse rugueuse, irrégulière, en forme de chou-fleur, sessile ou pédiculée, friable, saignante, dont il peut détacher et ramener des débris. Quelquefois la surface interne, grenue et molle donne la sensation du velours d'Utrecht, observation 35. Quand le tissu cancéreux fait hors de la cavité une saillie prononcée, sous l'influence de la constriction de l'orifice, il peut s'escharifier et se gangrener. Simpson (*loc. cit.*, 723), dit en avoir vu plusieurs exemples. « Au lieu de ces tumeurs molles et saignantes décrites sous le nom de polypes vivaces ou fongueux, le doigt peut n'apprécier que l'induration des parois et quelquefois une ulcération. Tantôt l'ulcération irrégulière, anfractueuse, profonde, existe au voisinage d'un champignon cancéreux; tantôt elle est isolée, n'offre aucun bourgeonnement, et constitue l'ulcère rongeant appartenant à l'épithélioma.

« Parfois le doigt ne peut atteindre à l'ulcération qui siége trop haut, au fond de l'utérus par exemple, Demarquay, *loc. cit.*, page 527. » Le cathétérisme mesure alors l'ampliation de la cavité, reconnaît l'excroissance cancéreuse rencontrée ou non atteinte par le doigt, et la présence de myomes ou d'autres tumeurs qui peuvent coexister avec le carcinome.

Le corps distendu forme une cavité plus large que d'ordinaire, mesurant 13,16 centimètres de longueur et atteignant quelquefois rapidement le volume d'un utérus au quatrième ou cinquième mois de la grossesse; ce qui se rencontre surtout lorsque le tissu appartenant au genre encéphaloïde, il siége vers le fond de l'organe, observation 5, 6, 16. Il n'existe pas d'antagonisme entre le myome intra-utérin, qui peut lui-même être infiltré, observation 37, et le cancer. Les tumeurs fibreuses n'ont souvent d'autres rapports avec lui que la coexistence, observation 17, 33. Quand une de ces tumeurs est envahie par le néoplasme, on peut trouver des signes qui rappellent le cancer du corps de l'utérus, et c'est ce qui nous a fait citer l'observation 37, dans laquelle cependant il n'y avait pas eu d'hémorrhagies ; peut-être dans ces cas ne doit-on voir que de simples troubles du voisinage. D'ailleurs, dans ce fait, le cancer n'était pas primitif au corps de l'utérus, mais bien à la capsule surrénale. A l'aide de tous ces symptômes, on arrivera à poser le diagnostic, malgré les difficultés et les complications qui existent souvent.

Pour résumer ce qui a trait à la symptomatologie, nous conclurons ainsi : toutes les fois que par l'examen des signes généraux et locaux, le médecin est porté à soupçonner l'existence d'une maladie des organes génitaux internes, il doit réclamer l'examen de ces organes. Il doit le réclamer lorsque l'examen des autres organes et des autres fonctions n'a rien révélé de satisfaisant pour rendre compte des accidents en face desquels il est placé. Un écoulement persistant, une perte survenant tout à coup, sans causes, après la ménopause surtout, sont les symptômes les plus graves. Ceux-là seuls suffisent pour nécessiter un examen très-minutieux et très-complet toujours possible au début. A la fin, bien souvent il existe des cas, et même dans le courant de la maladie, où les investigations sont très-pénibles et très-fatigantes pour la malade. Le toucher employé délicatement pourra encore être conseillé, et donnera des renseignements suffisants.

MARCHE. — DURÉE. — TERMINAISON.

Quoique le tableau général de la symptomatologie, ainsi que l'analyse des symptômes, fasse pressentir une assez grande irrégularité dans la marche et la durée, elle est cependant moins grande lorsqu'on résume un certain nombre de faits. On voit alors que les cas sont rares dans lesquels la maladie existe à l'état latent pendant longtemps, sans que la malade n'en ait aucun soupçon. Ordinairement on pourrait presque fixer le début de l'affection et suivre la filiation des symptômes, si on avait bien pratiqué tous les modes d'investigation. Nous admettons ici encore deux périodes; elles sont en rapport avec celles qui sont établies dans le chapitre précédent. Leur délimitation n'est pas brusque, mais se fait d'une façon insensible plus ordinairement. Les cas extrêmes, dans lesquels la marche est très-rapide, galopante pour ainsi dire, ainsi que ceux où elle est très-lente, très-prolongée, sont également rares. Ce n'est qu'exceptionnellement que le cancer du corps de l'utérus peut revêtir la forme aiguë; il a une durée relativement ongue. Dans 4 cas sur 25 elle était de moins d'un an, et dans 4 autres cas, elle a dépassé quatre ans. La moyenne de la durée répond environ à trente et un mois, comm on le peut voir d'après le tableau qui suit et qui contient

25 observations où elle a été notée. En regard de notre tableau, nous plaçons celui de Lebert qui a étudié le cancer de l'utérus principalement au point de vue de son siége sur le col. On voit aussitôt que la rapidité de la marche est bien plus grande dans un segment que dans l'autre, et que la moyenne donnée par Lebert est tout juste inférieure à la nôtre de moitié. West, dans son Traité des maladies des femmes, envisageant l'affection au même point de vue, obtient aussi à peu près le même chiffre que Lebert (page 444), soit environ dix-sept mois de durée.

Tableau comparatif de la durée du cancer selon qu'il commence par le col ou le corps de l'utérus.

CANCER DU COL (Lebert.)		CANCER DU CORPS (Personnel).	
De moins de 3 mois de durée,	1	De moins de 6 mois,	2
De — 9 à 6 mois,	5	De — 6 à 12 mois,	2
De — 6 à 9 mois,	6	De — 12 à 18 mois,	5
De — 9 à 12 mois,	5	De — 18 à 24 mois,	3
De — 12 à 18 mois,	9	De — 2 à 3 ans,	5
De — 18 à 24 mois,	10	De — 3 à 4 ans,	3
Au-delà de deux ans,	3	De — 4 à 8 ans 1/2,	5

On voit aussitôt combien la moyenne est différente dans l'un et l'autre tableau, mais nous ne pensons pas que la nôtre soit trop élevée. Le cas de huit ans et demi est tiré de la thèse de M. de Montfumat, et l'observation est très-probante. La mort de la malade n'y est pas indiquée, mais elle était arrivée à la période cachectique et n'a pas pu vivre bien longtemps. Nous avons aussi un cas de un mois et un autre de deux mois seulement de durée ; il est évident que les premiers symptômes de la maladie ont échappé, et aux malades, puisque la douleur manque assez souvent, et aux observateurs dont l'examen n'aura pas été complet. Dans le premier cas, il est question d'une femme de 74 ans qui, portant une tumeur bien limitée à l'utérus, a succombé à une syncope; dans le deuxième, la malade meurt d'un cancer généralisé étendu au corps de l'utérus, ce qui explique la mort par infection générale. Le cancer du corps de l'utérus a donc une marche plus lente que celle du cancer du col, comme le montre le tableau que nous avons établi pour l'un et l'autre segment. Toutefois, pour le nôtre, on doit remarquer que nous faisons compter la durée à partir des premiers troubles utérins accusés par la malade, troubles qui ensuite se sont reproduits régulièrement. Aussi, pensons-nous, que s'il y a des écarts aussi considérables que ceux qui existent entre un mois et quatre ans et plus, ils ne proviennent que d'un défaut d'observation.

Il y a encore une distiction capitale à faire dans la marche du cancer du corps de l'utérus ; c'est quand la maladie l'atteint primitivement, ou bien lorsqu'elle s'y développe secondairement, à la suite d'une diathèse généralisée. Que le cancer ait débuté par la plèvre, obs. 4, par les organes abdominaux, obs. 8, par les ganglions iléo-lombaires, obs. 36, les troubles utérins sont plus légers et plus tardifs toujours que lorsqu'il attaque d'emblée cet organe. Simpson, obs. 2, a vu un cancer de la mamelle paraître après une tumeur maligne de l'utérus, et donner également fort peu de symptômes dans cette région. La participation d'un organe au trouble développé dans un autre, ne se fait donc pas avec des symptômes aussi éclatants que lorsqu'il en est le siége primitif. C'est pour cette cause que dans des cas pareils, les cancers secondaires de l'utérus ont pu être ignorés.

Quand la malade quitte la première période pour entrer dans la seconde, tous les troubles, généraux et locaux, ne font que s'accentuer. L'épuisement arrive peu à peu produit par les métrorrhagies, les écoulements incessants, et les désordres que la propagation a jetés dans les viscères du bassin. Nous n'avons pas observé de troubles du côté des uretères, ni d'urémie consécutive, comme on l'a signalé dans certains cancers du col. La vessie est moins souvent atteinte que le rectum, alors que le cul-de-sac recto-utérin se trouve comblé par le néoplasme. Il y a des signes d'occlusion intestinale, obs. 21, etc., et souvent de la péritonite partielle. Avec les troubles des organes du petit bassin, arrivent les signes généraux communs à toutes les cachexies cancéreuses, utérines ou développées dans d'autres viscères. Les pertes sont plus abondantes ; le liquide inodore et limpide devient fétide et sanieux; il acquiert son odeur caractéristique. Les douleurs sont vives, simulent des névralgies ; il y a de la fièvre et un désordre fonctionnnel de tout l'organisme. « La cause finale de la mort, sans compter les affections aiguës des derniers jours, est évidemment un profond épuisement de toutes les forces vitales ; le système nerveux est épuisé par les douleurs et les souffrances ; le sang est appauvri par les pertes, sa qualité est détériorée par le principe du cancer lui-même ; un foyer de sécrétion purulente, sanieuse, résultant du mélange même des diverses excrétions lorsqu'il y a cloaque, ajoute encore l'infection putride aux autres éléments délétères. Des dépôts cancéreux, enfin s'opérant dans divers organes, altèrent un nombre de plus en plus grand de fonctions organiques (Lebert, loc. cit., page 279). La fin est souvent causée par une péritonite suraiguë. Sous l'influence de la distension par les liquides ichoreux et purulents, obs. 5, 6, 16, etc., il se fait une déchirure de la paroi utérine ramollie, ulcérée, et le passage des matières putréfiées dans le péritoine. D'autres fois il y a de l'ascite, un œdème généralisé, conséquence de la compression des gros vaisseaux veineux du petit bassin par les ganglions dégénérés. Il y a phlébite plastique, obs. 35, phlegmctia alba dolens. Le sang qui contient plus de fibrine à la période ultime ou de ramollissement du néoplasme (Grisolle, page 583, pathologie interne) a des tendances à former des caillots. Il y a plusieurs morts attribuées à cette cause et arrivées par syncope. Dans l'obs. 32, il y a un bel exemple de thrombose spontanée de l'artère pulmonaire. « Cette interprétation, dit M. le professeur Charcot (Société anatomique du 12 octobre 1874) est rationnelle et s'impose en quelque sorte à l'esprit en l'absence de tout point de départ d'un embolus possible. Ici la pièce permet de suivre la marche de la lésion. De la fibrine a commencé à se déposer au niveau de l'éperon, puis des couches nouvelles se sont adjointes, si bien qu'il s'est fait graduellement comme une strangulation de l'appareil pulmonaire, jusqu'au jour où l'oblitération a été complète, et a déterminé une syncope mortelle. »

DIAGNOSTIC

Il est assez difficile de faire le diagnostic du cancer de l'utérus à la première période. Ce qui le prouve, c'est que nos observations renferment plusieurs erreurs commises par des praticiens habiles. On l'a confondu au début, et même à la fin, avec un grand nombre d'affections utérines dans lesquelles on observe des symptômes presque semblables. Le diagnostic différentiel n'existe pas dans les traités sur les maladies utérines. Cela tient peut-être aux obstacles qu'on rencontre dans leur étude. Dans des leçons cliniques parues, en 1845, dans la *Gazette des Hopitaux*, à propos de ces difficultés, Velpeau s'exprime ainsi : « Dès qu'on veut étudier les maladies de la matrice, on est arrêté par une difficulté inhérente à la position qu'occupe l'organe dans l'économie. L'utérus est en effet, un des viscères sur les confins pour ainsi dire des organes externes et internes ; comme le rectum, la vessie, le larynx, il est situé plutôt dans l'intérieur des cavités, sans être cependant complétement inaccessible par l'intérieur. Il résulte de cette situation qu'il n'est point aisé de l'explorer convenablement en tous sens, et que le diagnostic des maladies qui l'affectent, est par cette raison plus embarrassant ; delà encore la divergence d'opinions dont ces maladies sont le sujet. » Ces paroles seront toujours vraies, et si on ne veut pas tomber dans l'erreur, aussitôt que l'utérus est soupçonné, on doit l'examiner avec le plus grand soin ainsi que tous les organes qui l'entourent. Le médecin doit y procéder avec le plus grand tact, la plus grande douceur, mais avant tout vaincre les susceptibilités ou les répugnances qu'un pareille examen soulève trop souvent. Selon qu'il sera nécessaire, on aura donc recours à la percussion, à la palpation, aux différents modes de toucher, au spéculum, au cathétérisme de la cavité, à la dilatation du col par l'éponge préparée. Nous n'avons pas à indiquer le mode d'emploi de ces différents moyens sur lesquels nous reviendrons à propos du diagnostic différentiel ou du traitement. De tous, le plus utile est incontestablement le toucher, qui, dans plusieurs de nos observations, n'a pas été pratiqué ! Un doigt exercé reconnaîtra les moindres changements, les plus petites inégalités survenues dans le col de l'organe. Ces méthodes seront combinées entre elles quand il le faudra. Le cathétérisme demande de beaucoup les plus grandes précautions ; les parois de l'utérus malade deviennent friables et se laissent perforer facilement, (thèse de Dupuy sur la perforation des parois utérines, Paris, 1874). La dilatation du col à l'aide d'éponge ou de laminaire est fort pratiquée dans les maladies du corps de l'utérus par les Anglais ; Simpson, Barnes, vantent son emploi. Courty, Gallard, suivent cet exemple. Elle a le double avantage de pouvoir servir au diagnostic et au traitement ; au premier en rapportant des morceaux de tumeur dont le microscope montre la nature, après que l'index a exploré la cavité utérine; au second, en permettant d'introduire directement des topiques, et en favorisant l'écoulement des liquides. Ces investigations ne pourront avoir lieu qu'au début de la maladie, car à la fin, les patientes épuisées, ont peine à supporter le toucher, et elles seraient trop douloureuses.

Il reste une remarque à faire sur les malades qui viennent demander le secours du médecin, et que l'on peut diviser en deux classes. Les unes, et c'est le petit nombre, arrivent au début de la maladie; les accidents locaux sont très-légers et peuvent passer inaperçus, tandis que les troubles sympathiques (dyspepsie, etc.) frappent l'attention. A l'âge critique un trouble de la menstruation, une perte, quelques flueurs blanches, sont choses assez communes pour que les femmes qui n'en sont pas inquiètes, oublient de les accuser à ce moment. C'est à cette période que le diagnostic sera difficile et demande toute réflexion.

Dans la deuxième catégorie, il faut placer les femmes qui, peu soucieuses de leur santé, attendent pour recourir au médecin, que les accidents locaux et généraux se soient développés outre mesure, et qu'elles soient arrivées à un état de chloro-anémie aussi complet que possible. Dans cette classe, se trouvent aussi les femmes pusillanimes qui cachent jusqu'à la dernière extrémité le siége de leurs souffrances, dans la crainte du médecin plutôt que de la médecine, et qui n'en font l'aveu qu'en présence de désordres fort graves. Il est évident qu'ici, le diagnostic sera plus facile, à moins, toutefois, que les troubles généraux ne l'emportent sur les accidents locaux. On comprend quelles conséquences désastreuses peut résulter de pareilles méprises au point de vue du traitement et du pronostic. Il n'est pas indifférent pour une malade d'avoir l'une ou l'autre des affections qui envahissent le corps de l'utérus, et la plus redoutable est certes le cancer. La possibilité de son existence doit donc toujours entrer en ligne de compte dans l'esprit du médecin, lorsqu'il ne trouvera pas dans les organes de la génération des lésions suffisantes pour expliquer l'ensemble des symptômes et des troubles fonctionnels qu'il remarque. Or, le cancer primitif et isolé du corps de l'utérus, sans être arrivé à la dernière période, sans retentissement notable sur les organes voisins, peut cependant causer la mort par des complications pulmonaires et circulatoires, obs, 30, 32. Cette forme et ce siége du néoplasme ont été pendant longtemps considérés comme si rares, que les auteurs n'en faisaient pas mention. Le diagnostic différentiel des affections utérines qui ont des symptômes communs, n'est fait avec le cancer, qu'au point de vue du col.

Dans les métrites chroniques, les corps fibreux ou myomes, les polypes, les fongosités utérines, les hématocèles et les phlegmons péri-utérins, la rétention du placenta ou de corps étrangers, les tubercules, la leucorrhée des vieilles femmes, l'entéro-péritonite chronique même, obs. 5, etc., il existe avec le cancer du corps de l'utérus beaucoup de signes communs. Dans certains cas, obs. 7, 8, 26, 30, etc., où l'examen des organes n'a pas été suffisant, l'affection a été méconnue ; dans d'autres, c'est à l'aide du microscope qu'on a pu déterminer la nature maligne de la tumeur, obs. 25, 28, 34, etc... C'est en réunissant les faits consignés dans nos observations et les ouvrages sur les maladies de l'utérus que nous avons établi les signes diagnostiques du cancer du corps de l'utérus. En comparant ensuite ses différents aspects, ses différentes manifestations avec les affections qui lui ressemblent le plus, nous ferons le diagnostic différentiel.

Simpson reconnait le cancer du corps de l'utérus à ces

signes : « 1° Un écoulement aqueux désagréable, continuant presque constamment, et à un degré ordinaire. 2° Il y a fréquemment de la métrorrhagie, quelquefois profuse, incapable d'être arrêtée par aucun des médicaments ordinaires ou des injections faites dans le vagin. 3° Au moyen de la sonde, l'on peut sentir le corps étranger dans l'intérieur de l'utérus ; en dilatant le col avec des petites éponges, on arrive à introduire le doigt et à sentir la portion malade, dure, fongueuse et irrégulière, ou plus molle, fongoïde et friable. 4° Des morceaux de tissu morbide sortent quelquefois spontanément ou peuvent être détachés pour l'examen microscopique. Enfin il y a souvent, mais non dans chaque cas, retour périodique des douleurs caractéristiques sur lesquelles j'ai appelé l'attention, loc. cit. page 726. » Obs. 2, 22, 23. Ces douleurs névralgiques sont moins fréquentes que ne le pense Simpson, puisqu'en comprenant les deux observations qu'il donne, nous ne l'avons trouvée que quatre fois. La douleur existe toujours à la dernière période du cancer du corps utérin, sous une forme ou sous une autre, mais elle manque très-souvent au début. A ces signes, il faut ajouter que le col est toujours parfaitement sain à la première période, légèrement entrouvert et ramolli au bout de quelque temps ; le corps de l'utérus tout entier, augmenté de volume, et même modifié dans sa forme, quand la tumeur siége plutôt sur une face que sur l'autre. Le vagin est sain ; les annexes, trompes et ovaires assez souvent pris, et alors ils s'accolent sur le fond de l'organe. On sent qu'il n'a plus la même mobilité, qu'il est enclavé dans le petit bassin ; il est irrégulier et douloureux à la pression. Dans tous les cas, il y a eu d'abord au moins une métrorrhagie suivie d'un écoulement blanc, ichoreux, purulent, séro-sanguin, plus rarement fétide et d'odeur caractéristique. Enfin, signe très-important, les femmes ont plus de 40 ans ; il résulte de notre tableau comparatif que la plupart ont été atteintes entre 50 et 60 ans, ce qui n'est plus l'époque de fréquence des diverses maladies utérines. Tandis que le cancer du col apparaît surtout de 30 à 45 ans, le cancer du corps de l'utérus ne vient que de 45 à 60 ans. Les auteurs ne parlent pas de cette influence de l'âge, qui cependant peut, chez une femme qui n'est plus réglée surtout, aider à faire le diagnostic.

Dans les trois cas où le cancer a sévi sur des jeunes femmes, de 28, 29 et 33 ans (obs. 28, 25 et 10), on remarque que c'est à la même forme de tumeur qu'elles ont succombé. C'était la variété épithéliale végétante en chou-fleur simulant, dans un cas, un polype, dans un autre, un débris placentaire. Le diagnostic incertain, fut complété en cette circonstance par le microscope. Quelquefois la production cancéreuse fait saillie hors du col, et par son volume difficile à circonscrire, et l'examen ne peut être complet, obs. 26. Dans ces cas, il y a un écoulement très-abondant et très-fétide; un aspect qui n'est pas celui des véritables polypes.

Sans insister plus longtemps sur les signes locaux que nous allons retrouver dans le diagnostic différentiel, et laissant de côté les signes généraux de la diathèse, troubles digestifs, perte des forces, amaigrissement, teint jaune-paille ou terreux, facies utérin, bouffissure particulière, œdème, etc..., nous allons aborder l'étude d'un certain nombre d'affections utérines qui donnent des symptômes assez semblables à ceux du cancer du corps de l'utérus. Là aussi il existe des hémorrhagies, des écoulements de mauvaise nature, des douleurs utérines vives, une déformation ou un déplacement du fond de l'organe, des troubles locaux et généraux, de la cachexie. Il est donc nécessaire de séparer les unes des autres ces différentes maladies pour les comparer dans ce qu'elles ont de commun avec le cancer utérin, afin de mieux faire ressortir leurs symptômes propres.

La *métrite chronique* est la maladie des femmes réglées de 15 à 45 ans, comme il résulte des recherches de M. Nonat.

Le développement du corps utérin est plus rapide et plus douloureux que dans le cancer qui ne paraît guère qu'après 45 ans.

Dans la première, les métrorrhagies sont exceptionnelles, et il y a un écoulement mucoso-purulent ; il est séreux, limpide dans le cancer où les métrorrhagies sont la règle. A certains moments, dans la métrite, il y a des poussées aiguës et des phénomènes fébriles qui ne manquent pas au début ; il y a une sensibilité très-vive, une douleur à la pression du tissu utérin.

Le col et le vagin paraissent plus chauds. Quand elle existe depuis longtemps, il y a du trouble des fonctions nerveuses et digestives ; la marche et tous les mouvements communiqués à l'utérus sont extrêmement pénibles. Le repos calme ces douleurs ; il ne les calme pas dans le cancer où elles n'apparaissent pas au début. Dans la métrite, le corps de l'utérus est uniformément, régulièrement développé, et le col quelquefois. Dans le cancer il y a des bosselures, des inégalités, soit à l'intérieur de la cavité utérine, soit à l'extérieur du corps ; il est fixé par des adhérences aux organes voisins. Un autre caractère important, c'est la durée.

La métrite chronique peut exister pendant dix ans, douze ans et plus, sans changements notables dans la tumeur, avec des alternatives de bien et de mal ; la durée du cancer du corps varie entre deux et quatre ans, et son état ne fait que s'aggraver de plus en plus, quelque soit le traitement local ou général. L'épuisement produit par la métrite est moins profond, et il n'y a jamais le teint jaune-paille, mais plutôt le facies utérin. L'écoulement du cancer peut devenir fétide et caractéristique, il ne change pas dans la métrite. Enfin l'une est curable ou tout au moins s'améliore par le traitement : l'autre jamais.

Les *corps fibreux ou myomes*, ceux qui sont interstitiels particulièrement, pourront être souvent difficiles à distinguer du cancer. Dans les observations **17**, **33**, ils coexistaient avec un cancer du corps de l'utérus, et furent seuls reconnus. L'examen local n'avait pas été suffisant, car dans ces cas douteux et complexes il est de toute importance. On doit se servir de tous les modes d'exploration. La marche ultérieure de la maladie viendra en aide aux signes physiques pour fournir des éléments au diagnostic. Les tumeurs fibreuses peuvent, comme le cancer, occuper toutes les parties du corps de l'utérus, mais leur forme est plus régulière, leur consistance remarquable. Le toucher est moins douloureux que dans le cancer, parce que les organes voisins ne sont pas envahis par le néoplasme, et seulement comprimés Il n'y a pas propagation vers les ganglions inguinaux et iliaques, chose fréquente avec les tumeurs malignes. L'hérédité doit être recherchée, et tout le corps examiné pour voir s'il n'y aurait pas d'autres tumeurs de même nature. Les hémorrhagies sont périodiques, correspondant aux règles quand elles existent encore ; elles n'éclatent pas tout à coup à la façon des pertes du cancer. « L'odeur de l'écoulement qui accompagne le ramollissement du fibroïde dans la cavité utérine, l'écoulement lui-même, ont des caractères différents de ceux du cancer. La première est acide, elle est le résultat d'une fermentation, d'un échauffement; celle du cancer est non-seulement fétide, mais fade, putride, cadavéreuse, c'est une odeur de corruption. » (Courty, loc. cit., page 945). Les symptômes généraux ne sont pas les mêmes ; ils sont à la fois plus graves dans le cancer diathésique ; ils sont bornés à l'appauvrissement du sang par les hémorrhagies, à l'anémie consécutive dans les tumeurs fibreuses ; ces dernières, enfin, peuvent être expulsées spontanément, et la guérison en est la conséquence. Il peut arriver qu'un fibromyome qui ne donnait pas de signes de sa présence dans l'utérus, soit envahi par le cancer, comme nous le prouve l'observation 37 de MM. Cornil et Boissier.

Dans ce cas, le cancer avait débuté par la capsule surrénale, et s'était propagé aux organes abdominaux et à deux myomes utérins. Ces tumeurs ne manifestèrent leur présence qu'à partir du moment où elles furent envahies. La marche de la maladie générale était sourde et plus rapide dans les quatre derniers mois. Depuis un an il y avait un écoulement blanc, sans que des métrorrhagies soient notées, et des crampes dans les jambes. Ces phénomènes ressemblent donc ici, à ceux que l'on observe dans le cas d'envahissement secondaire du corps de l'utérus, où les métrorrhagies sont plus rares que dans le cancer primitif.

Peut-être doit-on chercher ici dans la similitude des tissus et dans leur situation au milieu du muscle utérin, les causes des troubles qui se sont produits.

Cette observation qui sort de notre sujet, était intéressante à citer pour montrer que le cancer du corps de l'utérus primitif a seul les caractères que nous lui avons donnés plus haut.

Les *polypes* du corps de l'utérus produisent assez souvent un écoulement qui peut être séreux, séro-purulent, fétide; ils sont causes de pertes abondantes et répétées qui épuisent les malades et peuvent amener leur mort. Ils s'enflamment, suppurent, se gangrènent. Ce sont tous ces phénomènes qui pourraient faire croire à un cancer du corps de l'utérus. Cependant la confusion peut être évitée. Le polype ne donne pas les douleurs persistantes du cancer; la fétidité de l'écoulement n'est pas la même, enfin il reste confiné à la cavité utérine. Il ne se généralise pas comme le cancer du corps de l'utérus aux organes du petit bassin, et l'anémie dont il est la conséquence, ne ressemble en rien à la cachexie cancéreuse. Avec les polypes, le corps est un peu gros, mais régulièrement développé. C'est une affection locale que l'on pourra toujours reconnaître par la dilatation du col, quand les autres modes d'exploration n'ont pas donné de preuves certaines. L'index ou le cathéter permettront alors de limiter et de contourner un corps plus ou moins volumineux, pédiculé, et assez souvent implanté au fond de la cavité utérine. Ce sont particulièrement les excroissances cancéreuses, dites en chou-fleur qui simulent les polypes ; mais elles n'ont ni la même forme ovoïde, ni le même mode étroit d'implantation ; leur surface est moins unie et plus mamelonnée : elles sont plutôt sessiles que pédiculisées (obs. 10, 25). Quelquefois la tumeur fait saillie comme les polypes entre les lèvres de l'orifice, et, dans le cas de doute, on peut alors facilement en enlever une parcelle pour la porter sous le microscope. Simpson, Barnes, le professeur Richet, etc..., recommandent cette pratique.

Les *fongosités utérines* se rencontrent surtout de 25 à 40 ans ; elles sont rares après l'âge critique, quoiqu'elles puissent apparaître à cette époque, et se prolonger après la ménopause. « Elles se présentent, dit M. Richet, sous la forme de petites saillies libres et flottantes dans la cavité utérine ; de longueur variable, les unes dépassent à peine la muqueuse, les plus longues pouvant acquérir 8 ou 10 millimètres ; leur forme rappelle celle des papilles fongiformes de la langue, mais plus allongées. Le doigt peut les coucher en passant sur elles par le col plus ou moins dilaté, souvent ulcéré, ses lèvres tuméfiées. » (G. Robert, thèse de Paris, 1866, nº 120, tome XII, Des fongosités utérines). Ces productions se distinguent encore du cancer par les douleurs qui ne sont pas les mêmes, par l'âge des malades, l'état cachectique moindre ; par la fréquence des hémorrhagies au moment des règles, tandis que dans le cancer, elles paraissent plutôt en dehors. L'écoulement ressemble à celui de la métrite. L'exploration de la cavité utérine, quelques fragments placés sous le microscope peuvent lever tous les doutes. Le corps de l'utérus est induré, mais il n'est pas adhérent au milieu de ses annexes comme dans le cancer, et ceux-ci ne sont pas envahis. Enfin, elles siégent plus particulièrement sur la face postérieure de l'organe, et à l'insertion des trompes.

L'*hématocèle périutérine* semblerait à première vue ne pouvoir être confondue avec le cancer du corps utérin; il paraît y avoir entre ces deux affections de telles dissemblances qu'une erreur de diagnostic est impossible. Cependant cela s'est vu, et Bernutz, dans ses Cliniques sur les maladies des femmes, page 274, regarde cette erreur comme possible. Il cite une observation qu'il fit publier dans les *Archives générales de médecine* du 1er février 1849, où il pensa être en présence d'une tumeur encéphaloïde alors qu'il avait affaire à une hématocèle. Nélaton, dans son édition de 1859 (Éléments de pathologie chirurgicale, t. V, page 710), cite plusieurs faits de ce genre et leur consacre les lignes suivantes : « En 1849, il se présenta dans notre service à l'hôpital Saint-Antoine une femme pâle, anémique, comme cela est fréquent dans les affections organiques; la tumeur contenue dans le petit bassin était volumineuse, fixe; la fluctuation n'y était pas très-nette; bref, le diagnostic était douteux pour moi. Cependant j'avais une grande tendance à croire qu'il s'agissait là d'une tumeur encéphaloïde; aussi considérant cette malade comme perdue, je ne voulus rien tenter pour sa guérison, et peu de temps après elle sortit de notre service. Dans la même semaine, une autre malade se présente dans mes salles, offrant la même série de symptômes que la précédente; mais cette fois mon attention était éveillée sur ce sujet;

j'avais réfléchi au fait précédent; la malade était d'ailleurs plus jeune, la tumeur plus molle, plus fluctuante. Je me décidai à pratiquer une ponction. Si en effet nous avions affaire à un encéphaloïde, la ponction était indifférente, si, au contraire, il s'agissait d'un kyste, d'un abcès, elle pouvait être utile. La ponction donna issue à un verre de sang noirâtre, liquide. La malade fut notablement soulagée; les symptômes généraux s'amendèrent rapidement, les forces revinrent peu à peu; enfin la malade fut complètement guérie au bout de quelque temps. » Il cite ensuite plusieurs faits analogues prouvant la difficulté du diagnostic différentiel. Gallard partage cet avis dans son Traité de clinique, sur les maladies des femmes. La difficulté consiste à distinguer nettement une hématocèle peri ou rétro-utérine d'une tumeur située à la partie postérieure du corps de la matrice, quand on voit la malade très-tard. L'épanchement sanguin sera devenu dur, peu fluctuant, comme dans le premier cas de Nélaton, et les accidents généraux peuvent être très-graves. Il faut alors procéder à un examen extrêmement délicat de tous les organes contenus dans le petit bassin; faire subir à la malade un interrogatoire soigneux, car les anamnestiques jouent le plus grand rôle. Le coït, la menstruation, la conception, les violences extérieures; l'âge, qui, d'après Gallard (loc. cit., p. 688), est compris constamment entre 21 et 40 ans, soit en moyenne 30 ans, sont les causes occasionnelles par excellence de l'hématocèle péri-utérine. On ne peut les attribuer au cancer, dont la plus grande fréquence est de 45 à 60 ans. Les hémorrhagies, les écoulements, ne sont pas les mêmes dans les deux cas. Le début de l'hématocèle est en général rapide et brusque ; la maladie arrive assez promptement à son summum ; il y a du malaise, des douleurs lombaires, de la pesanteur dans l'abdomen, surtout vers les ovaires. La malade éprouve au début des nausées, de la céphalalgie ; il y a de la congestion vers les seins, retard dans le retour des règles, causes qui ont pu faire penser à un commencement de grossesse. Enfin surviennent des phénomènes plus alarmants de péritonite ; des douleurs aiguës avec redoublement au moment des règles. La tumeur, qui peut prendre un grand développement, remonter au-dessus du pubis, s'enkyste, devient moins fluctuante. Il se fait des hémorrhagies, et il y a des périodes de repos et d'augment. Celles-ci répondant à l'arrivée des règles qui, loin de faciliter la résolution, aggravent les accidents. Avec ces oscillations, la maladie est généralement longue, se borne rarement à un ou deux mois, se prolonge plus souvent pendant un trimestre, et quelquefois plus d'une année. C'est à cette période qu'elle peut le mieux simuler le cancer du corps de l'utérus. Les anamnestiques et l'examen local lèveront la difficulté. Le toucher vaginal, seul ou combiné au toucher rectal, à la palpation abdominale, le cathétérisme utérin, enfin, tous les moyens d'investigation montreront l'indépendance de la tumeur et du corps de l'utérus, celui-ci fixé par elle, sans ce- endant faire corps. En employant tous ces moyens, on évitera une erreur de diagnostic. Il reste cependant un cas embarrassant, c'est la coexistence des deux affections. Il peut arriver (obs. 40) qu'un cancer de l'utérus existant, des vaisseaux du néoplasme se rompent du côté de la cavité péritonéale ; du sang va s'épancher dans la séreuse, et donner lieu à une véritable hématocèle. Il faut alors se rappeler la marche des deux affections. Si le cancer était reconnu, obs. 40, rien de plus simple ; c'est une complication qui n'échappera pas. Si, au contraire, le diagnostic n'en avait pas été fait, en étudiant avec grand soin les anamnestiques, en tenant compte de l'âge de la malade, des symptômes locaux, on démasquera les deux affections, et on trouvera dans la première la cause de la seconde.

Les *phlegmons peri-utérins anciens*, les pelvi-péritonites passées à l'état chronique, peuvent trouver place à côté de l'hématocèle. Ils n'affectent jamais une forme aussi trompeuse pour le diagnostic, et n'ont pas donné lieu aux mêmes erreurs. En effet, leur début est toujours franchement inflammatoire, masqué par un frisson ; il n'est pas sourd comme dans le cancer. Ils sont fluctuants à la fin seulement, l'hématocèle au commencement, et les tumeurs malignes à la période de ramollissement. Il n'y a pas de ces hémorrhagies ou de ces écoulements incoercibles. Ils peuvent siéger tout autour de l'utérus ou dans un côté seulement, mais pour les confondre avec le cancer, il faut que les phénomènes aigus soient tombés, qu'ils forment une sorte de tumeur purulente enkystée. Alors les malades présentent un aspect cachectique, terreux, épuisé, qui tient à la fois du facies utérin, de l'infection purulente et de toutes les cachexies. Ici, comme dans l'hématocèle, les anamnestiques et un examen local soigneux, lèveront tous les doutes.

La *tuberculisation des organes génitaux*, s'attaquant de préférence au corps de l'utérus et à ses annexes, en laissant le col intact, peut simuler jusqu'à un certain point le cancer primitif et isolé du corps de la matrice. C'est sur l'ensemble des signes et des symptômes qu'on doit baser le diagnostic. Dans la plupart des cas, la tuberculisation des organes génitaux est consécutive à la phthisie pulmonaire ; elle peut aussi la précéder. C'est pendant la période d'activité sexuelle que les femmes y sont le plus exposées. Sur 56 cas, M. Brouardel (thèse de doctorat, Paris, 1865, De la tuberculisation des organes génitaux de la femme) en a trouvé 4 seulement après 50 ans; (de 40 à 50 ans, 3 cas ; de 50 à 60 ans, 2 cas ; au delà de 60 ans, 2 cas). Nous savons que l'âge moyen du cancer du corps de l'utérus répond à 51 environ. La scrofulose est la grande cause constitutionnelle des tubercules des organes génitaux. Parmi les causes secondaires, locales, adjuvantes, il faut noter les inflammations antérieures des organes du petit bassin, la grossesse, l'accouchement, l'état puerpéral, cette affection se distingue aussi par ses phénomènes généraux, et surtout la marche qui est celle d'une phlegmasie chronique métro-péritonéale avec redoublements. Les signes locaux constatés par le toucher vaginal et rectal sont ceux d'une pelvi-péritonite avec des adhérences, comme cela se voit aussi dans le cancer. L'utérus est dévié, hypertrophié, immobilisé, et on trouve dans le cul-de-sac utéro-rectal ses annexes qui forment des tumeurs dures et inégales. Mais la menstruation est rare dans cette affection ; dès le début, les règles se suppriment, surtout si les ovaires sont atteints ou atrophiés ; il n'y a pas de métrorrhagies. Le catarrhe utérin est commun ; l'écoulement est jaune, épais, visqueux, on a signalé dans quelques cas sa couleur verdâtre. Il n'a ni l'abondance, ni la limpidité, ni la fétidité observées dans le cancer. De plus, on rencontre très-fréquemment la plupart des symptômes de la péritonite chronique tuberculeuse. Les évacuations de pus par le rectum et l'entérite glaireuse ne sont pas rares. On ne trouve cela qu'à la dernière période du cancer, et dans l'obs. 5, on a pu ainsi faire le diagnostic entéro-péritonite chronique alors qu'il s'agissait d'un cancer du corps de l'utérus. L'examen général et particulier n'avaient pas été suffisants. Quoique la malade ait été observée fort tard, l'erreur n'aurait pas été commise si l'attention s'était portée sur les organes génitaux. Sous l'influence du néoplasme, il y avait eu métro-péritonite chronique d'abord, adhérences ensuite avec l'intestin, et entéro-péritonite consécutive. Ce n'est qu'à l'autopsie qu'on découvrit le véritable point de départ de la lésion.

Il n'y aura donc de confusion possible avec la tuberculisation des organes génitaux, avec la métro et l'entéro-péritonites, la péritonite tuberculeuse même, que faute d'un interrogatoire et d'un examen suffisants.

Une *leucorrhée* qui survient chez les femmes qui ne sont plus réglées depuis quelque temps, a été signalée dans un mémoire de Mathews Duncan, comme pouvant simuler un cancer de la matrice (*Archives générales de médecine*, 1860, page 743). Pour cet auteur, l'écoulement a une odeur putride, il est mucoso-purulent. Il y a du trouble des voies digestives, et des douleurs irradiées; la sonde cependant se meut bien dans la cavité utérine. A l'autopsie, on trouve les parois de l'utérus amincies et ramollies; la muqueuse, qui n'est plus lisse, paraît le siége d'ulcérations. Cette leucorrhée, pour nous, n'a rien de spécifique. Elle annonce seulement un catarrhe chronique chez une femme affaiblie. « Dans ce cas, la muqueuse présente parfois un boursouflement aréolaire ou granuleux qui tient à une hypertrophie du tissu interposé aux glandes... » (*Archives de médecine*, 1861, page 62.)

Les *corps étrangers* laissés par mégarde dans la cavité de l'utérus, qu'ils y aient été portés comme topiques ou comme agents mécaniques, peuvent déterminer des symptômes tels, que le médecin sera embarrassé pour en déterminer la cause. Il pourra penser à quelque production maligne s'il existait avant des troubles utérins. On aura des hémorrhagies, un écoulement abondant, un facies utéro-abdominal et des vomissements incoercibles dus sans doute à une irritation mécanique, comme on le voit dans certaines grossesses et dans certains états pathologiques. Dans la *Gazette hebdomadaire* de 1867, p. 127, on trouvera une observation de ce genre, où l'irritation avait été causée par un morceau de coton. Dans quelques cas, obs. 1, 24, 25, etc., il y a eu aussi des vomissements incessants, mais qui semblent plutôt dus à de la péritonite, qu'à la rétention de parties de tumeur sphacélées jouant le rôle de corps étranger.

La *rétention du placenta* ou d'une portion de cet organe peut aussi donner des symptômes assez semblables à ceux des tumeurs malignes du corps de l'utérus. Le placenta est aussi un corps étranger après l'accouchement. Ce n'est pas à cette période qu'on fera la confusion. Alors, en général, il y a une fétidité très-grande et toute particulière des lochies, des hémorrhagies, etc..., et la femme est sous le coup assez souvent d'une fièvre ataxo-adynamique produite par la résorption putride de morceaux de placenta en décomposition. C'est lorsqu'il séjourne plusieurs semaines, quelquefois même plusieurs mois, dans la cavité utérine, après l'expulsion de l'embryon, ce qui n'arrive guère que dans les avortements (Cazeaux, Traité des accouchements, page 899), qu'il pourra y avoir doute et confusion avec des tumeurs polypoïdes de mauvaise nature. L'intégrité des connexions vasculaires du placenta, dans ces cas, explique son innocuité prolongée ; il donne lieu alors comme les polypes et les cancers à des écoulements abondants de liquide, à des hémorrhagies.

L'avortement ayant pu passer inaperçu de la femme, c'est au médecin de rechercher toujours s'il y a des signes de grossesse. Ce cas sera rare dans l'affection que nous étudions, puisque la généralité des cancers du corps de l'utérus paraît après la ménopause. Cependant voici un fait qui a pu au début être très-embarrassant à cause de l'âge exceptionnel de la malade. Observation 28. Chez une femme de 28 ans, fraîche et grasse, qui consulta M. le professeur Richet, en octobre 1873, quelque temps après un accouchement normal, pour des désordres utérins consécutifs, il pensa d'abord après examen des parties, qu'il restait une portion de placenta vivant en parasite dans la cavité. L'ergotine fut prescrite sans résultat. La malade étant entrée dans son service, on constata avec surprise, à l'aide du microscope, que la tumeur, devenue saillante entre les lèvres du col, était de nature sarcomateuse. M. le professeur Richet fit une leçon clinique, le 2 février 1874, sur cette affection, et cita deux cas dans lesquels il avait eu affaire à une véritable production placentaire bénigne. A cette époque, la malheureuse femme présentait les signes caractéristiques du cancer, qui, dans ce cas, évoluait avec une rapidité bien extraordinaire pour le lieu qu'il occupait.

La *physométrie* ou tympanite utérine a souvent des symptômes généraux qui peuvent rappeler ceux du cancer quand il est ramolli et arrivé à sa dernière période, observations 5, 16, etc. Dans l'intérieur de la cavité utérine se trouveront des caillots sanguins, des débris cancéreux qui pourront donner naissance à cette affection, soit au contact de l'air, soit par leur décomposition en exhalant directement des gaz; qu'à ce moment le col qui est sain vienne à se boucher, la tympanite va se déclarer. « Il se produit alors nécessairement de la fièvre; souvent de la septicémie et de la péritonite, avec une vive douleur dans l'abdomen. » (Barnes, *loc. cit.*, p. 69.) La percussion, la succussion même avec son bruit hydroaérique permettront de reconnaître l'affection, le gaz occupant toujours la partie supérieure de l'utérus qui peut remonter jusqu'à l'ombilic. Un examen local et général de la malade, rendra compte de l'affection utérine qui l'a engendrée.

Les *môles ou faux germes*, particulièrement les môles hydatiques du chorion, produisent des pertes liquides répétées; dans ce cas, quelques-uns des signes de la grossesse peuvent manquer ou s'effacer peu à peu pour faire place aux symptômes caractéristiques des tumeurs utérines. « Il se manifeste des douleurs utérines gravatives, lombaires, inguinales, hypogastriques, des irradiations douloureuses, des douleurs expulsives, parfois une leucorrhée sanguinolente, parfois aussi des hémorrhagies abondantes qui jettent les malades dans l'affaiblissement et l'anémie. »(Courty, *loc. cit.*, p. 983). L'âge de la malade, les petits kystes qui peuvent nager dans le liquide, l'absence de signes du cancer et la présomption d'une grossesse, etc., et, enfin, l'expulsion de la tumeur à un moment donné, feront éviter l'erreur de diagnostic. L'examen microscopique lèverait tous les doutes.

Les principales affections du corps de l'utérus ont dû être successivement passées en revue, puisqu'elles ont un fond commun de symptomatologie et qu'il fallait les différencier. Il est nécessaire d'étudier aussi les tumeurs et les dégénérescences des annexes, et des organes avec lesquels il est en rapport dans l'excavation pelvienne. Les ovaires et les trompes participent presque toujours secondairement à la néoplasie quand le cancer de l'utérus siége au fond de l'organe, mais alors les symptômes sont masqués par l'affection utérine. Il reste donc à comparer rapidement aux tumeurs malignes du corps de l'utérus celles qui se développent dans ses annexes, de quelque nature qu'elles soient, bénignes ou malignes.

« Les signes du *cancer de l'ovaire* sont d'abord ceux de toutes les tumeurs de l'ovaire, notamment des kystes; mais d'autres signes servent à l'en distinguer. Ce sont : l'âge habituellement plus avancé où il se manifeste (après 40 et même 50 ans), la rapidité du développement et de la marche (les malades succombent habituellement dans l'année), la forme bosselée, le volume souvent moindre, la dureté et la sensibilité de la tumeur, les douleurs éprouvées par la malade, les symptômes d'hémorrhagie interne ou intra-kystique qui peuvent se produire, l'altération précoce des fonctions et de la santé générale, l'œdème des membres inférieurs, l'hydropisie ascite (qui peut masquer le mal, mais dont l'évacuation par la ponction, à plusieurs reprises, permet de donner plus de certitude au diagnostic et de procurer un soulagement momentané à la malade), enfin, l'engorgement des ganglions mésentériques, l'aspect terreux de la peau, la teinte jaune-paille ou plombée du visage, la fièvre hectique et tous les signes de la cachexie. » Nous voyons aussitôt par ce tableau extrait de Courty (*loc. cit.*, p. 1130), que les principaux symptômes du cancer du corps de l'utérus manquent, et qu'il n'y a de commun que les signes généraux. Les métrorrhagies, cet écoulement séreux que rien ne peut arrêter, la déformation du corps et son augmentation de volume, la cavité utérine agrandie ou remplie par une tumeur, etc., n'y sont pas signalés. L'examen local est comme toujours d'une haute importance. La palpation abdominale montrera au début et quelquefois à la fin que la tumeur est plus développée d'un côté que de l'autre et fixée ; les différents modes de toucher indiqueront la situation du corps de l'utérus, etc.

Les *kystes de l'ovaire* ont une marche, un aspect tellement différents qu'il est impossible de commettre cette erreur, excepté, toutefois, à la dernière période du cancer comme dans l'observation 6 de Forget, de Strasbourg. Il prit pour une hydropisie enkystée de l'ovaire droit une vaste cavité formée par l'épiploon épaissi, les intestins grêles agglomérés et le corps de l'utérus. Il ne restait plus que le col parfaitement sain. L'examen n'avait été pratiqué qu'au point de vue de l'affection ovarienne, et comme c'était une femme de

62 ans, on ne s'était pas inquiété des phénomènes utérins.

Les kystes formés par une grossesse extra-utérine après la mort de l'embryon pourraient être rapprochés comme genre, de l'hématocèle rétro-utérine et des abcès enkystés. L'observation 3, publiée en 1844 dans les *Bulletins de la Société anatomique*, par M. Decrozant, est un exemple de grossesse extra-utérine enkystée, coexistant avec un cancer du corps de l'utérus qui fut méconnu pendant la vie et reconnu seulement à l'autopsie. La grossesse remontait à six ans et formait une tumeur indolore de la grosseur d'une tête de fœtus située dans le cul-de-sac rétro-utérin. L'utérus volumineux, comme au troisième mois de la grossesse, présentait des noyaux cancéreux. Il était porté en haut et en avant. La cavité était vide. La femme avait vu ses règles revenir, mais irrégulièrement; elle avait eu des métrorrhagies. En entrant à l'hôpital, cette malade présenta au toucher : le col de l'utérus sain et le corps développé remontant au-dessus du pubis, constituant la tumeur dont cette femme se plaignait. Elle mourut avec tous les symptômes de la cachexie cancéreuse. Elle avait donc présenté des signes suffisants de cancer du corps de l'utérus pour qu'il fût reconnu. Il y avait eu des métrorrhagies, des douleurs, le corps utérin était augmenté de volume; elle avait présenté l'aspect des cancéreux, et de plus le kyste était demeuré indolent. Les trompes, les ovaires, la cavité utérine elle-même sont notés comme libres, ce qui est important avec cette grossesse extra-utérine. En effet, étant donnée la longue durée du cancer du corps de l'utérus (chez une femme, observation 11, les troubles utérins remontent à huit ans et demi; chez une autre, à sept ans, observation 6 ; chez une troisième, à six ans et demi, observation 7); on peut se demander si, dans le cas actuel, il n'a pas été la cause de la grossesse extra-utérine, puisque les symptômes accusés par la malade datent de la même époque, c'est-à-dire six ans. On comprend que, sous le coup de l'iritation provoquée sur la muqueuse utérine par le néoplasme, il se fasse des hémorrhagies et un écoulement incessant qui puissent empêcher la fixation de l'œuf dans la cavité. Aussi, n'avons-nous trouvé aucun cas de grossesse dans les cancers du corps, ce qui est assez fréquent dans ceux qui commencent par le col. Le cancer n'étant pas un obstacle à la conception et à la gestation, l'œuf fécondé tombant dans la cavité péritonéale a pu s'y développer. Il s'y est enkysté après la mort de l'embryon ne manifestant sa présence par aucun trouble. Peut-être faudrait-il, dans ce cas, attribuer à l'influence morbide du corps utérin seul affecté, sur ses annexes, l'ovaire et la trompe, la déviation qu'a subie l'ovule fécondé, puisque ces organes ont été considérés comme sains. Quoi qu'il en soit, le diagnostic n'a pas été porté du vivant de la malade parce que le médecin a eu l'attention attirée sur cette grossesse extra-utérine, à laquelle il rapportait des désordres qui n'étaient occasionnés que par le cancer. Un kyste pareil, quand la circulation a disparu de ses parois, est un véritable corps étranger constituant pour l'organisme un danger perpétuel; la mort peut arriver sans péritonite, sans hémorrhagie, par une sorte d'épuisement de la malade. Généralement, il s'enflamme et se fait jour au dehors par le vagin ou le rectum. Si le palper, le toucher, et les signes ordinaires ont démontré l'existence d'une grossesse avec vacuité de l'utérus, Cazeaux (*loc. cit.*, p. 597) conseille l'usage du cathétérisme utérin, qui servira, dit-il, à décider s'il y a grossesse extra-utérine ou tumeur fibreuse. Nous pouvons ajouter : et aussi tumeur maligne.

Les *tumeurs et les kystes tubaires*, les plus fréquents doivent trouver leur place ici. « Le cancer s'observe rarement dans les trompes. Il s'y développe de préférence par l'extension du cancer utérin, rarement avec le cancer des ovaires » (Courty, *loc. cit.*, p. 1131.) C'est aussi ce que nous avons observé. Les trompes s'atrophient, s'enroulent ou s'accolent sur le fond de l'utérus en même temps que les ovaires, qui eux-mêmes sont atteints par la dégénérescence; observations 7, 24, etc. « Les seules tumeurs dont il reste à signaler l'existence, dit un peu plus loin Courty, tout en convenant de l'impossibilité où nous sommes d'en préciser le diagnostic, et d'y appliquer un traitement quelconque, sont les dilatations des trompes, soit par un excès ou une altération de leur sécrétion muqueuse, coïncidant habituellement avec un rétrécissement ou une atrésie de leur canal, soit par un kyste développé dans leurs parois, dans leur voisinage, ou même dans l'ovaire correspondant, et pouvant communiquer avec la cavité agrandie. » C'est surtout avec le cancer du corps de l'utérus que l'on trouve ces altérations. Dans les observations 19, 20, 29, etc., il y a des dilatations des trompes de Fallope. Par un toucher attentif, si l'utérus est encore mobile, peut-être étant donnée leur situation, pourra-t-on par exclusion arriver à faire leur diagnostic. Ces collections ne donnant pas de phénomènes généraux, et peu de gêne locale, nous pensons avec Courty qu'il est inutile d'y attacher plus d'importance.

Il nous reste quelques mots à ajouter sur les tumeurs malignes du rectum, de la vessie, des ganglions iléo-lombaires, et même de la partie inférieure de l'intestin et de l'épiploon, tumeurs qui peuvent influencer le corps de l'utérus et s'y développer secondairement. Le diagnostic de leur présence dans ces différents viscères est en général facile, parce que dès le début ils y déterminent des changements qui attirent rapidement l'attention sur elles. Les troubles de la défécation, de la miction, les douleurs qu'elles occasionnent avec du ténesme et des épreintes horribles, ne manquent jamais quand la vessie ou le rectum sont atteints. Le néoplasme se propage plutôt vers les viscères en partant du corps de l'utérus, que des viscères vers le corps de l'utérus, même quand ils sont pris secondairement, trouve-t-on des désordres presque aussi graves, que si le cancer y avait pris naissance primitivement.

Dans aucune de nos observations nous n'avons trouvé les accidents urémiques notés dans le cancer du col par différents auteurs, lorsque le néoplasme comprime ou envahit les uretères. Dans l'observation 13, Simpson rapporte un cas dans lequel la cloison utéro-vésicale était perforée par un champignon cancéreux; il se faisait, dans les derniers temps, un écoulement sanieux par la vessie. Dans l'observation 18 et 21, il y a eu des symptômes d'occlusion intestinale. D'une façon générale il faut remarquer au point de vue du diagnostic que les troubles du côté du rectum sont plus graves que du côté de la vessie. L'intestin se trouve envahi par le néoplasme après que le cul-de-sac rétro-utérin a lui-même été comblé, et il y a des signes de rétrécissement non équivoques.

Dans l'observation 36, le diagnostic qu'on a cherché à établir après la nécropsie ne nous semble pas le vrai. En effet, c'est le seul cas où il n'y a rien de noté du côté de l'utérus, à peine un peu d'écoulement blanc ! Or, il résulte de la comparaison de cette observation avec les autres, qu'on avait affaire en cette occasion à un cancer généralisé qui avait débuté par les ganglions iléo-lombaires, ganglions qui dans le cancer du corps utérin sont presque toujours affectés. Là, en effet, il avait depuis longtemps donné signe de sa présence par une tumeur accessible au toucher dans la fosse iliaque ; par des douleurs sourdes, etc.

Nous ne nous étendrons pas davantage sur le diagnostic différentiel. Les autres tumeurs pelviennes ou abdominales que nous avons passées sous silence, peuvent rentrer dans le cadre de celles dont nous avons esquissé les principaux traits communs avec le cancer du corps de l'utérus.

Pour conclure, en terminant ce chapitre, nous dirons : l'utérus, le plus important de tous les organes du petit bassin, tient aussi la première place dans l'organisme féminin. « Mulier propter solum uterum, id est, quod est. » Aussitôt qu'il est atteint par un néoplasme de nature maligne, il présente des hémorrhagies ou des écoulements ; il existe en même temps des troubles des organes du petit bassin. Il faudra donc toujours examiner avec le plus grand soin l'utérus et ses annexes au point de vue des symptômes généraux et locaux. A cette condition le diagnostic du cancer du corps de l'utérus, malgré les difficultés qu'il présente, pourra être certain.

PRONOSTIC.

Toujours grave. Il n'existe pas d'exemple authentique qu'un véritable cancer de l'utérus ait jamais été guéri, quelle que soit la place qu'il occupe dans l'organe. Certains cancers épithéliaux siégeant sur le col, enlevés avec une large partie de tissu sain, peuvent mettre plus ou moins de temps à reparaître, au point de faire croire à une guérison.

Or, le cancer du corps de l'utérus par la position profonde qu'il occupe, n'est pas de ceux qu'on peut traiter aussi radicalement, quoique l'opération ait été pratiquée. En face d'une situation pareille, le pronostic doit se borner à juger sinon l'issue finale de la maladie, du moins les chances d'une marche plus ou moins prolongée, et les éléments qui peuvent hâter ou éloigner la fin. Les remarques statistiques que nous avons communiquées dans les chapitres précédents sur le minimum et le maximum de sa durée, doivent être présentes à l'esprit du praticien lorsqu'il s'agit de juger le temps probable qu'il lui reste à parcourir. Nous avons démontré qu'il attaque, en moyenne, la femme à l'âge de 51 ans, et que sa durée était de trois ans environ. Il se développe donc plus lentement que le cancer du col et apparaît beaucoup plus tard, puisque celui-ci évolue en moins de deux ans, et cela sur des femmes plus jeunes, de 30 à 45 ans. On comprend que la marche doive être plus lente lorsque les pertes sanguines sont peu considérables, plus éloignées, et ne surviennent pas dès le début de la maladie. Lorsque les douleurs sont peu vives et peu continues, le repos et le sommeil donnent à l'organisme quelques forces pour la lutte. Lorsque l'état des organes digestifs, qui se détériorent si souvent dans le courant de la maladie, reste intègre ou n'est que peu altéré, une alimentation sagement combinée, met la malade à l'abri d'une destruction rapide. Lorsque enfin le cancer du corps de l'utérus reste bien limité ou qu'il ne s'étend que lentement sans destruction ou altération trop grande de la vessie et du rectum, on peut encore espérer une durée plus longue. Certaines formes de tumeurs malignes, observations 10, 22, 28, etc., paraissent être plus redoutables par leur tendance à prendre un grand et rapide développement ; à infecter rapidement toute l'économie, et à l'épuiser par des hémorrhagies et des écoulements que rien ne tarit. Enfin, quand la généralisation du néoplasme s'est étendue à différents organes, quand leurs fonctions sont altérées par des noyaux cancéreux, comme on le voit, observation 35, pour le foie, pour la plèvre et les poumons, observation 4, etc. ; la fin ne peut se faire attendre longtemps. Les maladies intercurrentes ajouteront nécessairement à la gravité du pronostic. En résumé, la mort arrivera fatalement dans un temps plus ou moins éloigné, mais dont l'extrême limite nous a paru sept et huit ans, observations 6, 25.

TRAITEMENT.

Nous sommes, aujourd'hui, loin de l'époque où l'on pensait comme Duparcque que les cancers de l'utérus pris à temps étaient tous curables; qu'ils étaient toujours la conséquence d'engorgements ou de fluxions à un degré plus ou moins avancé. Déjà ces idées avaient été singulièrement modifiées quand Lebert, en 1851, fit paraître son ouvrage sur les maladies cancéreuses. Il ne croit pas à leur guérison, et à l'article Traitement du cancer de l'utérus, page 280, il s'exprime ainsi : « Ce que nous avons dit sur le pronostic de la maladie montre que nous ajoutons peu de foi aux prétendus spécifiques vantés pour prévenir ou guérir la maladie, ce qui ne nous empêchera pas de passer les principaux d'entre eux en revue, pour que des praticiens qui auraient plus de confiance que nous, puissent les soumettre à une nouvelle expérimentation. Du reste, si le doute est permis en science, la négation, lorsqu'elle n'est pas bien solidement fondée, a des conséquences plus fâcheuses encore que des assertions trop crédules, car celles-ci permettent au moins d'agir, tandis que la négation mal fondée, ôte prématurément toute espérance. » Ces paroles seront restées d'autant plus vraies que l'on aura présents à l'esprits les deux signes pathognomoniques des tumeurs malignes : la destructivité et la reproductivité. Aussi, sans faire l'énumération de tous les traitements préventifs, spécifiques, médicaux en un mot, qui ont été tentés ou vantés inutilement dans cette terrible affection, nous nous placerons principalement au point de vue du traitement chirurgical.

La chirurgie seule, en effet, peut avoir l'espérance de juguler la marche envahissante du cancer, en enlevant avec la production morbide, largement les tissus voisins, pour éviter les deux redoutables caractères que nous venons de donner. Elle sera selon le cas et le mode opératoire mis en pratique, curative ou palliative. Le traitement curatif aura donc pour but, en général, d'enlever complètement le néoplasme afin de prévenir toute récidive possible. Avant tout, il faut que la partie malade soit accessible aux divers instruments que nécessite l'opération. Or, si on a pu, avec raison, appliquer plusieurs procédés opératoires aux cancers du col de l'utérus, et en retirer de bons résultats pratiques, il n'en est plus ainsi quand on veut agir sur le corps de l'organe. Ici, en effet, pour que l'opération puisse être efficace, il faudrait être bien certain d'avoir dépassé les limites du mal. Si la chose est possible jusqu'à un certain point pour le col, elle est, on peut le dire, presque impossible pour le corps. Quand le cancer siége primitivement dans ce dernier segment, par son influence morbide sur le tissu cellulaire du petit bassin, il se forme des brides, des adhérences qui font que la matrice tout entière se trouve fixée et comme enclavée. Le péritoine et les ganglions sont le siége d'une altération précoce, parce que la propagation se fait surtout par les vaisseaux lymphatiques toujours pris les premiers. Ce n'est qu'assez tard, que les organes voisins : vessie, rectum, etc., accuseront des symptômes d'envahissement. On ne trouverait pas de chirurgien pour opérer à cette période de la maladie, parce qu'alors la propagation est bien évidente. Mais au début, sur quels signes s'appuyer pour croire à la localisation exacte du néoplasme au corps de l'utérus? A quoi reconnaître l'extension aux lymphatiques et même aux organes voisins de ces tumeurs à marche sourde qui ne donnent lieu à aucune réaction? « Sous ce rapport, l'homme le plus exercé ne peut acquérir que des probabilités plus ou moins fortes, et jamais de certitude. Comment donc, avec de pareilles données se résoudre à pratiquer une opération aussi redoutable? » (Velpeau, *Traité de médecine opératoire*, t. IV.)

L'extirpation de la matrice doit être rejetée de la pratique chirurgicale dans les cas de cancers, parce que le diagnostic des limites exactes du mal ne peut être fait; parce que, en supposant même qu'un examen minutieux eût démontré l'intégrité des organes voisins, personne ne peut affirmer que les lymphatiques ne soient pas pris déjà et qu'on aurait à craindre la récidive dans d'autres organes; parce que les chances d'une guérison qui dure quelques mois aux dépens d'une des plus terribles opérations, ne valent pas la certitude de la vie, pendant le même temps, sans courir de risques.

L'hystérotomie fut pratiquée surtout de 1820 à 1830 pour des cas de cancer de l'utérus qui avaient débuté en général par le col, l'organe se trouvant envahi plus ou moins haut. Velpeau cite un certain nombre de chirurgiens, mais il ne dit pas si tous les cas d'extirpation de l'utérus qu'ils ont pratiqués avaient pour but l'ablation d'une tumeur maligne. Il constate seulement, qu'en vingt ans, sur 23 extirpations de la matrice où les cancers étaient en grand nombre, il n'y a pas eu une seule guérison permanente. En effet, nous trouvons dans son traité qu'une malade opérée par M. Blundell mourut un an après de récidive ; de même, une malade de M. Récamier et une autre de Granville, qui vit reparaître aussitôt son affection. « Y a-t-il rien en chirurgie de plus effrayant, et la conclusion d'un aussi triste résultat n'est-elle pas qu'on doit bannir cette opération de la pratique ? » Nous avons trouvé d'autres cas d'hystérotomie dans la thèse de Leroy-Carrère sur le traitement du cancer du col utérin ; mais en allant aux sources nous n'avons pas eu de renseignements exacts, ce qui nous fait penser qu'en raison du résultat plus favorable qu'il donne, l'opération a du être pratiquée pour d'autres affections, et que par conséquent nous n'avons plus à l'apprécier. Nous n'avons donc aucune observation pour affirmer la permanence de la guérison et le retour à la santé, après un diagnostic ayant rigoureusement établi qu'il y avait cancer du corps de l'utérus.

Dans un rapport lu en 1855 à l'Académie de médecine (*Gazette hebdomadaire*), par Jobert de Lamballe, sur des opérations pratiquées par le Dr da Costa, au Brésil, nous trouvons un cas d'extirpation totale de l'utérus pour un cancer. La femme mourut au bout de cinq mois d'un abcès iliaque. On ne parle pas de la récidive qui n'aurait pas manqué. Si cette malade n'avait pas été touchée, avec un cancer du corps de l'utérus principalement, il est clair qu'elle pouvait vivre plus longtemps, et elle n'aurait pas supporté les douleurs et les chances d'une aussi redoutable opération. Un certain nombre de cas qu'on a considérés comme des succès, ressemblent à celui-là, mais ils sont insuffisants pour nous convaincre. Aussi jusqu'à ce que la guérison d'un vrai cancer soit clairement prouvée, sans récidive à plusieurs années d'intervalle, nous serons aussi absolu que les praticiens éminents qui repoussent cette méthode aventureuse.

L'hystérotomie ne doit pas être pratiquée pour le cancer du corps utérin.

Des chirurgiens moins audacieux que ceux qui ont proposé l'extirpation totale de l'utérus cancéreux, conseillent des mesures palliatives pour amener quelque amélioration dans l'état des malades. On a pu faire, par exemple, des cautérisations intra-utérines au moyen du cautère actuel ou des caustiques ; l'extirpation partielle des végétations épithéliales lorsqu'elles atteignent un développement considérable, l'excision, l'abrasion, le grattage de la cavité utérine, etc... Barnes se montre particulièrement partisan de ces tentatives ; il leur attribue à tort ou à raison des améliorations assez durables. Nonobstant l'autorité de ce dernier auteur, nous pensons que bien des motifs tendent à éloigner d'une semblable pratique, à moins d'indications bien particulières et difficiles à saisir.

Tout d'abord, ces manœuvres ne doivent pas offrir l'innocuité que leurs partisans semblent leur attribuer.

Il est difficile de supposer qu'une intervention aussi aveugle que celle qui consiste à faire agir des caustiques ou des instruments vulnérants, dans la cavité utérine soit innocente. Cet organe n'est que trop prédisposé déjà par lui-même et par l'affection dont il est le siége à subir l'atteinte de complications inflammatoires qui retentissent d'une façon si fâcheuse sur la marche de l'affection principale. En second lieu, ces procédés, dans certains cas, doivent faire craindre de déterminer des hémorrhagies dont on ne pourrait que difficilement se rendre maître. Enfin, il faut se souvenir que parfois le tissu propre utérin est complètement détruit et transformé, en totalité, en une masse néoplasique, vasculaire, friable, ramollie, que les instruments maniés par les mains les plus prudentes et les plus exercées, perforent avec la plus grande facilité. Une crainte nous arrêterait encore. Tous les auteurs sont d'avis que les néoplasmes malins doivent être respectés d'une façon absolue si l'on ne doit les extirper en totalité. Quant au cautère actuel, nous croyons inutile de discuter sa valeur comme application dans la cavité utérine. Tout le monde sait que l'on s'exposerait, en l'employant, à des accidents plus redoutables que le mal. Il paraît, en outre, avoir une action spéciale d'excitation sur les végétations malignes, ce qui a fait dire avec raison à M. Ricord, que : appliquer le fer rouge sur un cancer, c'est y mettre de l'engrais pour le fertiliser.

Qu'attendre donc d'opérations aussi dangereuses ou aussi radicalement insuffisantes que celles que nous venons d'énumérer? N'a-t-on pas tout lieu de craindre qu'au lieu d'une amélioration qui, dans tous les cas, ne peut être que de courte durée, ces tentatives infructueuses ne donnent comme un coup de fouet à l'affection et en précipitent notablement la terminaison fatale? On peut ajouter encore que le diagnostic au début offre rarement une précision suffisante pour que l'on sache tout à la fois avec exactitude, et le point de l'utérus affecté, et la profondeur à laquelle la destruction a porté. Nous savons que parfois les explorations peuvent être assez complètes, quand on a préalablement dilaté le col ; mais il nous faut avouer que le plus souvent nous sommes obligés de rester dans le doute à propos de nombreux points, quand même le diagnostic de cancer intra-utérin a été porté avec certitude. Aussi, le chirurgien qui, dans des cas pareils, se sert au hasard de la curette ou d'autres instruments semblables, nous paraît ressembler assez exactement, comme le fait remarquer si spirituellement Aran, à un homme qui tirerait à la cible les yeux fermés. Nous sommes donc d'avis que le plus souvent ces divers moyens doivent être rejetés de la pratique comme irrationnels ou dangereux. Nous ne pouvons pas affirmer cependant que, dans des cas tout exceptionnels, ils ne puissent trouver leur application. La thérapeutique ne doit pas rejeter d'une manière définitive et absolue, les moyens suspects ou d'une utilité douteuse, mais se défier d'eux, et les considérer tout au plus comme une dernière ressource à laquelle il est permis parfois d'avoir recours.

S'il n'est pas possible de songer à enlever la matrice en totalité, si l'abrasion et la rugination de ses parois usnoparaissent tout au moins très-dangereuses, il est utile, dans l'intérêt de la malade, d'extirper les tumeurs cancéreuses qui dépassent le col et croissent rapidement. Ces néoplasmes épithéliaux sont par leur présence une cause permanente d'hémorrhagies graves et d'écoulements sanieux ; ils sont extrêmement friables et se gangrènent même sous l'influence de la constriction permanente de l'orifice utérin, comme l'a vu Simpson (*loc. cit.*, p. 723). Tous les chirurgiens pensent donc qu'il faut agir en cette circonstance. La difficulté, c'est que ces tumeurs ne sont pas toujours pédiculisées ; elles sont plus souvent sessiles. Leur base faisant corps avec la paroi utérine, sera fort difficile à atteindre, sans risquer de perforer la paroi elle-même avec l'instrument employé. Cette opération palliative a été pratiquée bien des fois et notamment par M. le professeur Richet (obs. 25, 28). Il en a réglé, dans sa clinique du 2 février 1874, les divers temps opératoires de la manière suivante (obs. 28) :

Premier temps. — Application du spéculum univalve de Bozeman, pour écarter la paroi postérieure du vagin et mettre à nu le col utérin ; puis le prendre dans des pinces de Museux et l'attirer en bas.

Deuxième temps.—Saisir la tumeur soit avec les pinces de Levret, soit avec celles de Ward pour essayer de la détacher du fond de l'utérus. Employer la curette de Récamier si on ne peut introduire les doigts.

Troisième temps. — Enfin, pour cautériser le pédicule, faire usage de la solution de perchlorure de fer, et porter dans l'utérus de la charpie imbibée de ce caustique.

Nous n'avons qu'une objection à faire à ces principes qu'on pourra toujours suivre dans l'ablation des tumeurs polypoïdes, en choux-fleurs. M. Nonat, dans un Mémoire lu en 1862, à l'Académie de médecine, sur la coexistence des maladies de l'utérus et des lésions de la région périutérine, démontre que, dans les affections utérines, le tissu cellulaire du petit bassin est toujours plus ou moins affecté tout autour de la matrice. Comme indication thérapeutique, il conseille alors de s'abstenir de toute opération sur l'utérus.

Sans aller aussi loin, nous pensons qu'il est dangereux d'abaisser le col de l'organe, et de pratiquer toute manœuvre qui tend à déplacer l'utérus. Dans le cancer, plus peut-être que dans aucune autre affection, la matrice est immobilisée au milieu du petit bassin, par des adhérences nombreuses que l'on s'expose à rompre. On doit donc, pour opérer avec plus de facilité, dilater d'avance le col de l'utérus, si l'orifice ne permet pas l'introduction du doigt, et éviter soigneusement tout tiraillement, de crainte des accidents qui en seraient la conséquence. J'ajouterai enfin, que l'instrument devra être conduit sur l'index introduit aussi haut que possible dans la cavité utérine, pour lui servir de guide à la fois et de point d'appui ; de plus, les jours suivants, le col devra toujours être maintenu bien ouvert pour faciliter l'écoulement des liquides et des débris cancéreux qui sortiront de l'intérieur du corps.

La chirurgie, impuissante à guérir radicalement le cancer du corps de l'utérus, pourra donc au moins, dans certains cas, apporter quelque répit à sa marche envahissante. D'un autre côté, quoique ses ressources soient malheureusement encore trop limitées, elle aura prise sur les accidents graves qu'engendre cette redoutable affection. Ce rôle appartiendra au traitement médico-chirurgical. Il ne diffère pas d'une façon sensible de celui qui est employé dans le cancer du col. Nous en dirons donc peu de chose, renvoyant pour plus de détails aux nombreuses monographies écrites sur cette question. Les hémorrhagies, les douleurs, les écoulements sanieux et fétides, la constipation, la diarrhée, la dysurie, la péritonite, les troubles du système digestif et la faiblesse générale, sont autant de complications qu'il faudra combattre à mesure qu'elles paraîtront dans le cours de la maladie. Malheureusement, il se présente des cas au-dessus de toutes les ressources de l'art, où ces différents troubles sont réunis, et dans lesquels on peut à peine diminuer les tortures physiques et morales des pauvres femmes condamnées à une mort très-prochaine. *Les hémorrhagies, les douleurs et la fétidité de l'écoulement* sont les trois principales indications à remplir; elles se montrent généralement à la dernière période seulement.

Contre les hémorrhagies qui épuisent les malades, on prescrira les astringents en injections et à l'intérieur; le tannin, l'alun, le perchlorure de fer, l'acétate de plomb, etc. Ce dernier est particulièrement recommandé par Barnes, auquel il aurait donné les meilleurs résultats comme hémostatique, désinfectant et calmant. Nous pensons qu'on doit l'employer avec prudence, de peur que, par son absorption, il ne se manifeste du saturnisme. Si l'hémorrhagie résiste à ces différents agents, le tamponnement de la cavité utérine devra être pratiqué sans retard, avec des bourdonnets de charpie imbibés de perchlorure de fer, en ayant présent à l'esprit la friabilité des parois utérines atteintes par le néoplasme. La glace et les injections très-froides doivent être rejetées à cause de la péritonite qu'elles pourraient provoquer.

On a recours aux désinfectants pour débarrasser les malheureuses femmes de l'odeur infecte qui les empoisonne, et est un supplice pour leur entourage qu'elle dégoûte. L'acide phénique, la créosote, réalisent bien la désinfection ; mais, comme l'a dit M. Demarquay, ils ont le grand tort d'être de mauvaises odeurs, se substituant les unes aux autres. L'agent par excellence, est le permanganate de potasse qui est inodore. Il agit par son oxygène en excès pour détruire, en les brûlant, les matières organiques avec lesquelles il se trouve en contact. Certains autres désinfectants auraient été aussi employés avec succès : l'eucalyptus globulus, par exemple, qui aurait à la fois des propriétés aromatiques et désinfectantes, etc....

La douleur, rare au début, mais qui à la fin de la maladie ne laisse souvent aucun repos, sera combattue par les narcotiques, les stupéfiants, les anesthésiques. Tout d'abord, l'opium, la morphine en potions, en injections hypodermiques, donnent d'excellents résultats; mais ils ont de grands inconvénients pour la santé générale. Nous en dirons autant des stupéfiants, comme la ciguë, la jusquiame, la belladone. Il faudra changer souvent de médicament ; les employer à tour de rôle, et quelquefois les associer pour empêcher la tolérance à laquelle arrivent si vite certaines malades, avec l'opium, par exemple. L'acide carbonique, le chloroforme principalement, employés autrefois comme anesthésiques, sont délaissés aujourd'hui pour le chloral. M. Constantin Paul a retiré d'excellents résultats de cet agent à l'aide de suppositoires contenant 1 gramme d'hydrate de chloral, qu'il introduisait dans le vagin.

Il a été aussi employé en solution au 20°, appliqué « loco dolenti » à l'aide de bourdonnets de charpie. M. Martineau, qui s'en est servi, a vu disparaître la douleur et la fétidité dans un cas d'encéphaloïde de l'utérus. Nous ne faisons que citer pour mémoire l'iodoforme, dont l'odeur pénétrante n'est pas supportée facilement par les malades. On opposera des purgatifs à la constipation habituelle qui augmente les douleurs et l'anorexie des malades. Dans les cas plus rares, où l'on rencontre une diarrhée rebelle, on pourra essayer d'y remédier par le bismuth et les opiacés. Ceux-ci rempliront un double but, car en même temps qu'ils mettront un terme à la diarrhée, ils agiront encore en calmant les douleurs. Les complications péritonéales seront traitées par les moyens habituels.

Quant au traitement général, les avis sont partagés : les uns, et c'est le plus grand nombre, préconisent, en face d'un mal qui épuise si rapidement toutes les forces de l'économie, la médication tonique et reconstituante ; les amers, le fer, les vins vieux, le quinquina, etc....., une nourriture variée de façon à maintenir l'appétit des malades, qu'il faut alimenter par tous les moyens possibles. Les autres, au contraire, mais en petit nombre, Barnes, par exemple, prétendant que si les cancéreux se nourrissent trop abondamment, une partie de leur nourriture servira à l'accroissement de la tumeur, recommandent un régime végétal, la diète lactée et les farineux.

Ainsi donc, le rôle du chirurgien, parce qu'il ne peut pas promettre la guérison radicale, n'est pas terminé. Il peut répondre aux indications presque journalières, qui surgissent dans le cours de la maladie. En combattant les manifestations parfois si cruelles du cancer de la matrice, il fera encore une œuvre chirurgicale qu'il ne faut pas négliger. Elle permettra aux malades d'attendre aussi doucement que possible les phases ultimes de la maladie, en atténuant ses divers éléments qui ont tous chacun leur part dans l'œuvre de destruction générale. Ainsi, l'existence se trouvera nécessairement prolongée. Dans des affections aussi graves, où les ressources de l'art lui font défaut, l'action du médecin est en quelque sorte effacée. Mais, c'est alors surtout qu'il devra se rappeler que, s'il a mission « de guérir quelquefois et de soulager souvent, » il a celle non moins douce et non moins précieuse de ranimer l'espoir et de « consoler toujours. »

OBSERVATIONS

Observation I.

(Tirée du Traité pratique des maladies de l'utérus et de ses annexes de Mes Boivin et Dugès. Paris, 1833, t. II, p. 51. Quatre cas de squirrhe de l'utérus.)

Mme Bey, âgée de 50 ans, d'un tempérament lymphatique, fut mariée fort jeune et n'eut jamais d'enfants ; ses règles ont paru périodiquement chaque mois avec abondance, jusqu'à l'âge de 49 ans. Ce ne fut que depuis cette époque qu'elle se plaignit de douleurs de reins et de tuméfactions douloureuses dans les régions inférieures de l'abdomen. Cependant elle continua de faire son service de cuisinière jusqu'en décembre 1820, qu'elle fut obligée de garder le lit pour une perte de sang fort abondante. Voulant reprendre ses occupations au commencement, une nouvelle perte de sang qui dura huit jours, la détermina à entrer à la Maison de santé.

L'état général de la malade, sa maigreur, son teint blanc jaunâtre, le développement inégal de son ventre, ne laissaient pas de doute sur l'existence d'une affection cancéreuse des parties génitales internes.

Elle mourut cinq jours après son entrée.

Autopsie. Une double tumeur très-volumineuse, dure, recouverte d'une membrane épaisse, rouge, se présentait à l'ouverture de l'abdomen, adhérente au mésentère et à plusieurs portions de l'intestin grêle. On sépara les deux tumeurs pour les examiner avec soin. Elles étaient formées toutes deux aux dépens des ovaires, dont le tissu compacte, graisseux, présentant 2 pouces d'épaisseur, formait les parois d'un kyste rempli d'un fluide jaunâtre consistant, dont la quantité pouvait être estimée à un demi-verre pour chaque, quoique l'ovaire gauche offrît plus de volume que l'autre. L'utérus, qui avait acquis au moins trois fois son volume ordinaire, était plus élevé aussi que dans l'état normal ; son tissu, en général, était analogne à celui du tissu des ovaires; on n'y voyait pas la moindre apparence de cavité. *Le museau de tanche, du volume ordinaire, était compacte, lisse et sans aucune altération.*

Observation II.

(Venant de : Maladies de la matrice, par Duparcque, 2e édit., 1839, tome 1er, page 88.)

Mme Leherici, femme d'un carrossier de la rue d'Enfer, grande et d'une forte constitution, mère de plusieurs enfants, a fait une fausse couche de deux à trois mois, à l'âge de 40 ans. Depuis lors, elle a été mal réglée ; puis est survenue une perte utérine dont on s'est rendu maître. *A, cette époque, le toucher ne fit découvrir rien d'anormal dans l'utérus.* Cependant, un écoulement blanc s'était manifesté, parfois il était sanguinolent. Enfin, la malade ressentit des douleurs aiguës qu'elle rapportait à l'anus et que la défécation exaspérait. M. le Dr P..., guidé par les antécédents, voulut explorer de nouveau les parties, ce qu'il obtint difficilement, puisque, disait-on, là n'était pas le mal. Quoi qu'il en soit, n'ayant encore rien trouvé de notable, il en vint à l'idée que la douleur avait son siége et sa cause au sphincter de l'anus, bien que la pression de ces parties ne la réveillât pas. Il diagnostiqua une névralgie, et traita en conséquence. Les douleurs devenant de plus en plus intolérables et sans interruption, on appela M. le Dr Caze fils, qui, d'après le dire de la malade et le rapport du médecin ordinaire, partagea son opinion, sans chercher à s'assurer par lui-même si le mal n'était pas ailleurs qu'à l'anus, qui attira seul son attention. Les choses allant en empirant, je fus demandé quelques jours après. L'aspect de la malade indiquait une cachexie cancéreuse bien caractérisée. Je soupçonnai, d'après le rapport qu'on me fit, qu'il devait y avoir un cancer avancé de l'utérus. Mais je ne voulus rien prononcer ni faire sans que le médecin ordinaire fût présent. Malgré ces signes généraux, il m'affirma bien qu'il n'y avait rien à l'utérus, qu'il n'existait qu'une névralgie rebelle, que la position de la malade n'avait rien d'inquiétant ; je crus devoir procéder à un examen nécessaire pour lever mes doutes. Je trouvai à l'entrée du vagin une tumeur assez élastique, du volume d'un œuf d'oie, composée de plusieurs mamelons séparés par des sillons profonds. Ces mamelons paraissaient formés presque exclusivement aux dépens de la lèvre postérieure du col utérin ;

le plus considérable refoulait la lèvre antérieure qui elle-même épaissie, était bridée contre lui de manière qu'il était impossible de faire pénétrer le doigt dans le sillon demi circulaire qui représentait l'orifice utérin. Le toucher rectal ne me fit rien découvrir de particulier, ni à l'anus ni dans l'intestin; il fut sans douleur, mais parvenu à la hauteur de la tuméfaction, la pression réveilla les douleurs ordinaires. Je m'assurai que tout l'utérus était engorgé, tuméfié, dur. Ces manœuvres exploratrices avaient excité un écoulement séro-sanguinolent plus abondant; je lui trouvai l'odeur caractéristique du cancer. *Je diagnostiquai un ulcère cancéreux de la cavité utérine, avec engorgement consécutif du col.* Je prédis que les sangsues appliquées sur cet engorgement le feraient disparaître, ce qui permettait d'introduire le doigt dans l'orifice et de le faire parvenir dans la caverne présumée. Une première application de six sangsues amena une diminution des deux tiers de l'engorgement du col; une seconde le fit disparaître, et alors on put sentir et voir le mal à découvert. Un soulagement marqué eut lieu; il ne fut que de courte durée, l'ulcération marchant maintenant rapidement de la cavité utérine au col qu'elle rongeait progressivement. MM. Marjolin et Honoré furent appelés en consultation; ils constatèrent cet état et confirmèrent le pronostic fatal que j'en avais porté. Deux mois plus tard, la malade succombait au milieu de douleurs dont l'atrocité pouvait à peine être tempérée par les narcotiques, auxquels d'ailleurs l'avait accoutumée leur emploi sous toutes les formes contre la prétendue névralgie anale.

Observation III.

(Bulletin de la Société anatomique, 19e année, 1re série, p. 260.)

M. Decrozant montre un exemple de grossesse extra-utérine. Une femme, âgée de 42 ans, avait, depuis six ans, une tumeur du volume de la tête d'un fœtus et indolore, dans la partie inférieure de l'abdomen. Depuis la même époque, les règles ont toujours paru irrégulièrement; il y a eu même plusieurs métrorrhagies. Il y a trois mois, elle entra à l'hôpital.

Pour cette affection, M. Decrozant la toucha alors, *trouva le col de l'utérus sain*, et constata que le corps de cet organe développé remontait au-dessus du pubis et constituait la tumeur dont cette femme se plaignait. Ces jours derniers, la malade étant morte, après avoir présenté tous les symptômes d'une cachexie cancéreuse, l'autopsie permit de reconnaître les lésions suivantes : l'utérus volumineux comme au troisième mois de la grossesse, a des parois de 6 à 7 centimètres d'épaisseur, dures, résistantes, présentant des noyaux squirrheux et plusieurs foyers purulents; la cavité de l'organe très-peu considérable est complètement vide. Le col est volumineux, très-allongé et participe aux altérations du corps. Entre l'utérus, qui est porté en haut et en avant, et l'insertion du rectum, on trouve un kyste qui paraît s'être développé dans le tissu cellulaire du bassin, en refoulant en haut le péritoine de l'excavation recto-utérine. Ce kyste renferme un fœtus de cinq mois environ, ayant déjà subi un commencement de putréfaction et nageant dans une sanie infecte; le placenta est adhérent à la face interne et à la partie postérieure de la poche avec laquelle les deux trompes et les deux ovaires, parfaitement sains, n'ont aucune liaison.

Au niveau du kyste, et dans le voisinage, le péritoine présente des traces évidentes d'inflammation et de coloration grise ardoisée.

Observation IV.

(Bulletin de la Société anatomique de Paris, 25e année, 1850. — Observation recueillie par M. Musset, interne des hôpitaux, et présentée sous le titre de : Tumeurs encéphaloïdes de la plèvre droite, page 376.)

Coulon (Séraphine), âgée de 49 ans, teinturière, mariée, entrée à l'Hôtel-Dieu le 31 octobre dernier (salle St-Maurice, nº 26.

Cette femme raconte qu'elle a toujours joui d'une très-bonne santé jusqu'à l'époque de l'âge critique, survenu il y a quinze mois. A partir de ce moment elle a éprouvé, surtout dans les premiers temps, cet ensemble de phénomènes communs à toutes les femmes dont les menstrues se suppriment, tels que pesanteur de tête, vertiges, douleurs lombaires, malaise général.

Les règles ne s'étaient pas montrées depuis cinq mois, quand tout à coup éclata une perte qui a persisté six mois avec une gravité inquiétante. Il y a quinze jours à peine qu'elle s'est supprimée. Aussitôt. et pour la première fois, des accidents très-alarmants se manifestèrent du côté de la poitrine; la respiration devint extrêmement pénible, et s'accompagna d'oppression, d'orthopnée incessante, d'accès de suffocation et d'une toux violente. La malade entre à l'Hôtel-Dieu le 31 octobre 1850.

Aspect de la malade. — Pâleur de la face, décoloration de tous les tissus, amaigrissement général, grand affaiblissement. Elle a l'attitude et la physionomie d'une femme asthmatique et épuisée par des pertes sanguines copieuses. Le symptôme saillant qui frappe tout d'abord, c'est une gêne très-considérable de la respiration. La voix est faible, entrecoupée, haletante.

Si on inspecte la surface du thorax, on y constate des altérations de formes remarquables. En effet, le côté droit de la poitrine présente une voussure énorme un peu en arrière et en dehors. En voyant une déformation aussi considérable, je fus porté à me demander si elle ne dépendait pas d'une déviation de la colonne vertébrale. Mais en suivant avec les doigts les apophyses épineuses des vertèbres cervicales et dorsales, il me devint facile de constater qu'elle tenait à une autre cause.

En percutant à ce niveau le thorax, on constatait une matité très-marquée s'étendant en arrière, en avant, en bas et en haut.

L'auscultation la plus minutieuse ne revélait aucun bruit anormal, le murmure respiratoire avait complètement disparu. Croyant à l'existence d'un épanchement pleurétique, j'imprimai quelques secousses au thorax, mais il me fut impossible de reconnaître les signes fournis par la succussion hippocratique. Du côté du poumon gauche, la respiration était pure, nette, puérile. Les battements du cœur étaient réguliers. Quant à l'appareil digestif, la malade n'accusa aucun trouble. Les digestions étaient bonnes, faciles, et les selles se faisaient d'une façon régulière.

Le diagnostic fut celui-ci : Epanchement siégeant dans la cavité de la plèvre droite, survenu à la suite de la suppression brusque d'une hémorrhagie utérine considérable.

Un large vésicatoire fut appliqué sur la poitrine, et une tisane nitrée prescrite à la malade.

Mais la respiration devint encore plus difficile, des accès revinrent à de très-courts intervalles, et, vingt-quatre heures après, la malade succomba.

Autopsie. 1° Abdomen. Les intestins, le foie, la rate, les reins, la vessie, n'offrent aucune altération.

La matrice est profondément altérée. Le corps de cet organe est envahi par une tumeur encephaloïde considérable. *Le col est sain dans toute son étendue*. Une coupe pratiquée d'avant en arrière, permet de constater dans la cavité utérine, un énorme caillot fibrineux, mou, en partie décoloré. C'est sans doute à sa présence qu'il faut attribuer la suppression brusque de l'hémorrhagie utérine qui dure depuis si longtemps.

2° Thorax. La cavité droite de la plèvre est remplie d'une quantité de liquide sanguinolent. Le poumon du même côté est recouvert, dans toute son étendue, d'une masse de tissu, comme graisseux, ayant l'aspect de l'épiploon. La plèvre pariétale et diaphragmatique est tapissée d'une production analogue, quant à l'apparence et à la nature, mais ayant ceci de particulier qu'elle se présente sous la forme d'un amas de petits corps ovoïdes pédiculés, et d'une grosseur très-variable.

Les deux feuillets de la plèvre n'adhèrent en aucun point.

Observations V et VI.

(Elles sont extraites de la *Gazette médicale* de Paris, 1857, p. 641, et dues à M. C Forget, professeur de clinique médicale à la Faculté de Strasbourg.)

Obs. I. — Cancer du corps de l'utérus, sans altération du col, méconnu pendant la vie.

Une femme de 66 ans, décrépite, entre à la Clinique le 31 mai 1843. On ne peut en tirer que des renseignements très-vagues : elle dit avoir souffert pendant tout l'hiver de douleurs abdominales vives avec alternatives de diarrhées et de constipation.

Etat actuel : Maigreur extrême, facies d'un jaune terreux, prostration. Abdomen élevé, tendu, résonnant à la percussion, sans tumeur profonde appréciable. Diarrhée, point de fièvre. Les adoucissants et l'opium calment la diarrhée, mais le ventre demeure sensible et ballonné. Nous diagnostiquons une entéro-péritonite chronique. Après quelques alternatives, la malade succombe dans le marasme dix jours après son entrée.

Nécropsie : A l'ouverture de l'abdomen on trouve le paquet intestinal météorisé.

En cherchant à pénétrer dans le petit bassin, on le trouve obstrué par des adhérences du péritoine, lequel est épaissi et tapissé de fausses membranes. En détruisant les adhérences, on tombe dans un clapier rempli d'un détritus purulent de matières grisâtres, putrilagineuses, au milieu desquelles on cherche en vain le corps de la matrice. En touchant par le vagin, *on trouve le col de l'utérus non altéré.* En pénétrant de force par le museau de tanche, on arrive dans le foyer pelvien, et l'on constate ainsi que l'utérus est détruit jusqu'au voisinage de ses attaches au vagin. Une portion de l'intestin grêle en contact avec le magma cancéreux est dégénérée et perforée. Les autres organes sont à l'état normal.

Obs. II. — Cancer isolé du corps de l'utérus ; péritonite chronique ; kyste péritonéal pris pour un kyste de l'ovaire ; nécropsie.

Une femme de 62 ans, douée primitivement d'une forte constitution, raconte qu'il y a sept ans environ, et sans cause appréciable, son ventre augmenta de volume notablement, graduellement et sans douleur. Elle prit plusieurs purgatifs, mais le mal s'accroissant et la respiration devenant difficile, après deux mois de maladie, elle appela un médecin qui reconnut une hydropisie enkystée et pratiqua au flanc gauche une ponction d'où s'écoula un liquide brun et bourbeux.

Au bout de six mois, l'épanchement s'était reproduit aussi considérable et aussi gênant que la première fois. Une nouvelle ponction procura l'écoulement d'un liquide moins épais que précédemment, mais encore trouble et rougeâtre. Cette seconde opération donna lieu à quelques légers symptômes d'irritation péritonéale. Entre autres moyens, des frictions mercurielles furent employées jusqu'à salivation, et furent suivies de guérison apparente. Néanmoins, l'abdomen ne tarda pas à enfler de nouveau, de sorte qu'une troisième ponction, devenue nécessaire, fut pratiquée il y a quinze jours, et donna lieu cette fois à un écoulement de sérosité citrine et parfaitement limpide. Enfin une nouvelle récidive oblige la malade à entrer à la Clinique le 1er mai 1849.

Etat actuel. — Amaigrissement, pâleur terreuse des maladies chroniques, abdomen proéminent, formant des saillies inégales, dont la plus marquée occupe le flanc droit. A la palpation, cette saillie paraît formée par une tumeur intra-abdominale du volume de la tête d'un adulte, élastique, fluctuante, un peu mobile, mate à la percussion, plongeant dans le petit bassin, s'élevant jusqu'à trois travers de doigt de l'angle des fausses côtes droites, et s'étendant transversalement jusque dans le flanc gauche. Au-dessus de cette tumeur, on perçoit au travers des parois abdominales une surface dure, bosselée, paraissant constituée par le foie auquel elle est continue. L'abdomen mesure 85 centimètres au niveau de l'ombilic. Le toucher vaginal n'indique rien de particulier; *le col utérin présente la forme, le volume et la consistance de l'état normal;* il est un peu déprimé en bas et répoussé en arrière. Au point correspondant à la paroi antérieure de l'utérus, on perçoit, à travers l'épaisseur du vagin, une saillie qui paraît dépendre de la tumeur iliaque refoulant l'utérus.

Il s'agit donc manifestement d'un kyste abdominal ; mais quel en est le siége? Procédant par voie d'analyse, et considérant l'extrême fréquence des lésions ovariques, nous concluons à l'existence d'une hydropisie enkystée de l'ovaire droit, compliquée d'hypertrophie du foie. (Frictions iodées, etc...)

Au bout de quelques jours, le volume du ventre et les prières de la malade nous engagent à pratiquer encore une ponction, qui donne issue à deux litres d'un liquide transparent de couleur citrine. Mais bientôt l'épanchement se reproduit de nouveau; la diarrhée survient, la malade s'épuise. Nous combattons les symptômes à mesure qu'ils se produisent; néanmoins la malade s'affaisse graduellement et succombe le 12 mai.

A la *nécropsie*, nous constatons, à notre grand étonnement, les particularités suivantes :

En ouvrant l'abdomen, on découvre une cavité formée antérieurement par le grand épiploon épaissi, adhérent à la paroi antérieure de l'abdomen, et postérieurement par le paquet des intestins grêles, dont les circonvolutions sont agglomérées et tapissées de fausses membranes. Elle affecte la forme ovoïde, une des extrémités de son grand diamètre correspondant à l'ombilic, et l'autre reposant sur la fosse iliaque droite, et s'étendant dans le petit bassin. En allant à la recherche de l'ovaire, dans l'excavation pelvienne, on tombe dans un cloaque rempli d'un magma putrilagineux, fétide, dans lequel semblent s'être fondus et les ovaires et le corps même de l'utérus, qu'on ne trouve plus, sauf une portion du segment inférieur, terminé par le col utérin, parties restées parfaitement saines, en apparence. La paroi postérieure de la vessie et la partie antérieure du rectum, formant parois à ce foyer cancéreux, sont épaissies, indurées, tendant au squirrhe.

Le foie est considérablement hypertrophié, sans trace de noyaux cancéreux. Il occupe le tiers de la cavité abdominale. Toutes ces

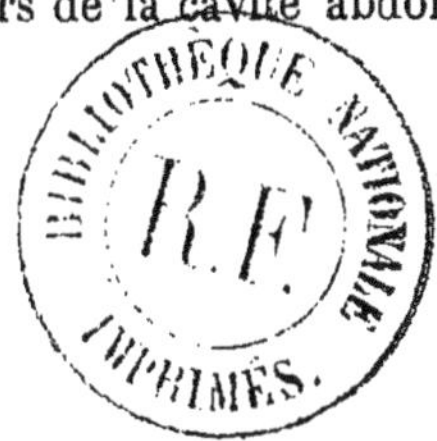

parties adhèrent plus ou moins étroitement au canal digestif par des pseudo-membranes.

Le tube digestif n'offre à l'intérieur aucune lésion notable; il est plutôt pâle qu'injecté.

Les reins sont à l'état normal.

Rien de particulier dans les autres parties du corps.

Observation VII.

(Bulletin de la Société anatomique, 1re série, 27e année, p. 186).

M. Dufour présente l'utérus d'une femme de 42 ans, qui est entrée dans le service de M. Jobert pour une affection du bas ventre. La maladie remontait à deux ans environ. Vers l'âge de 32 ans, la malade avait fait une fausse couche; elle avait eu des pertes pendant quelques mois, mais s'était complètement rétablie. Vers l'âge de 40 ans, elle eut de nouvelles pertes, sans pesanteur dans la région hypogastrique ; mais depuis ce temps-là elle ne s'est pas remise. Les souffrances ont commencé à se manifester ; l'état général s'est altéré, etc... ; dans ces derniers temps, les douleurs étaient atroces. Entrée le 4 mai, elle est morte le 23.

On trouve une tumeur très-résistante sur les côtés de l'utérus ; *le col de l'utérus n'est pas altéré;* un liquide séro-purulent s'échappe de l'intérieur du corps de la matrice. La mort est manifestement survenue à la suite d'une péritonite qu'on peut attribuer à l'extension du cancer vers la séreuse. La tumeur cancéreuse se présente sous la forme d'un gros champignon, faisant saillie à l'intérieur de l'utérus, et d'une infiltration générale dans les fibres utérines espacées. Le cancer a été reconnu au microscope. On a trouvé aussi de la matière cancéreuse dans les veines. De plus, l'ovaire gauche présentait deux kystes volumineux séparés par l'S iliaque : l'un en arrière, multiloculaire; l'autre en avant, gros comme un œuf de poule. Malgré les irrégularités des règles, et leur absence même depuis longtemps constatée par la malade, nous avons trouvé dans l'ovaire droit un gros corps jaune.

Observation VIII.

(Bulletin de la Société anatomique, 27e année, p. 371. — Squirrhe multiple des organes abdominaux, observ. par M. Surmay.

Une femme de 54 ans est entrée le 26 mars 1852 dans le service de M. Gueneau de Mussy; elle a, jusqu'à ces derniers temps, joui d'une bonne santé habituelle, n'a jamais eu d'enfants, n'est plus réglée depuis plusieurs années.

Depuis six semaines, sans cause appréciable, elle souffre chaque jour, et souvent tout le jour, de coliques extrêmement violentes; les douleurs se font sentir autour de l'ombilic. Depuis une quinzaine de jours, elle ne mange presque pas ; l'appétit lui manque, et le peu de nourriture qu'elle prend lui reste sur l'estomac. Il y a cinq ou six jours, perte utérine, rouge, semblable, dit la malade, à une menstruation normale. C'est la première depuis la ménopause. Depuis cinq à six jours, les coliques ne se sont pas fait sentir, le ventre s'est progressivement distendu. Cependant les selles n'ont point cessé d'être quotidiennes et naturelles. Il n'y a point eu de vomissement; et c'est seulement depuis une semaine que cette femme a cessé son travail.

Le jour de son entrée à l'hôpital, le 26 mars, voici quel est l'état de cette malade :

Face pâle, maigreur générale, pouls assez naturel (80 environ), râle crépitant et souffle sous la clavicule dans l'aisselle du côté droit, ventre très-ballonné, sonore partout, mais un peu moins dans la région hypogastrique. A un travers de doigt environ au-dessous de l'ombilic, on sent comme une plaque dure, cartilagineuse, qui soulève la peau à peu près dans l'étendue de 3 centimètres carrés. Cette plaque n'est point mobile.

Toucher vaginal. Col petit, assez dur, sensation de dureté cartilagineuse sur toute la surface du cul-de-sac vaginal et sur la portion profonde de la paroi rectale du vagin. L'utérus est fort peu mobile et paraît avoir un volume considérable.

Le 27 au matin. Même état qu'hier soir; pilules avec résine de jalap, 0,20; extr. de noix vomique, 00,2. Après les avoir prises, vomissements abondants de matières fécales, liquides, jaunes, ayant l'odeur infecte du liquide intestinal. Le soir, le ballonnement est augmenté, l'épigastre est bombé et tendu; respiration haletante, refroidissement, facies de l'étranglement intestinal; pouls petit, faible, précipité ; le soir, selles de matières liées, de couleur naturelle. Depuis que le ventre a commencé de grossir, il n'y a point d'évacuation gazeuse par le rectum.

Toucher rectal. L'ampoule rectale est remplie de matière semblable à celle qui vient d'être rendue; on sent l'utérus très-dur et volumineux ; en poussant l'index aussi loin qu'il peut aller, on atteint un rétrécissement cartilagineux où s'engage la pulpe du doigt. Après avoir vidé l'ampoule rectale, on fait de vaines tentatives pour introduire une sonde jusqu'au-dessus du rétrécissement. Julep de 120 grammes avec sirop de nerprun, 30 grammes; gomme gutte, 0,20.

Le lendemain matin, il y a eu 2 ou 3 selles moulées pendant la nuit; la malade meurt ce jour même, à 9 heures du matin, ayant, jusqu'aux derniers moments, conservé sa raison (27 mars).

Autopsie le 29. La portion inférieure du côlon descendant de l'S iliaque et le rectum jusqu'au niveau de la deuxième vertèbre sacrée sont remplis de matières fécales pulpeuses, bien liées et de couleur naturelle: ils présentent un diamètre de 10 à 11 centimètres. L'intestin grêle offre une capacité égale à celle qui est naturelle au gros intestin; l'estomac est considérablement distendu par les gaz et s'élève au-dessus du niveau de la masse intestinale. Il y a à peine un litre de sérosité citrine dans la fosse iliaque, point de pus, ni de fausse membrane à la surface du péritoine, mais sur toute la surface, tant viscérale que pariétale de cette séreuse, s'élèvent d'innombrables granulations grisâtres, opalines, dures, dont le volume varie d'un grain de millet à un grain de chènevis. Ces granulations siégent dans le tissu sous-séreux. La surface des circonvolutions intestinales présente çà et là des taches ecchymotiques plus ou moins foncées, mais point d'arborisations inflammatoires. La vessie est normale.

L'utérus n'est guère plus volumineux qu'à l'ordinaire; mais il est d'un blanc mat qui rappelle la couleur de l'encéphaloïde ou du squirrhe. Si on l'incise, on distingue au milieu d'une masse blanc grisâtre, humide, fibroïde, des fibres rosées qui sont le tissu utérin resté sain. *Le col est petit, régulier, l'orifice en est étroit et rond sans déchirure*; le tissu blanchâtre, fibreux, élastique. A droite, se distinguent fort bien le ligament rond, la trompe et l'ovaire. La trompe est repliée deux ou trois fois sur elle-même et présente des renflements élastiques, transparents, paraissant renfermer une gélatine de couleur citrine. Le volume de l'ovaire est plutôt au-dessous qu'au-dessus de l'état normal; la couleur qu'il présente est la même que celle de l'utérus et il paraît avoir subi la même altération.

A gauche, la trompe est encore plus ratatinée qu'à droite. Elle paraît aussi partager l'altération de l'utérus. Quant à l'ovaire, je ne le trouve pas, perdu qu'il est, sans doute, dans un gros paquet fort dur, composé de tous les éléments du ligament large.

Le cul-de-sac péritonéal rétro-utérin et le tissu cellulaire sont confondus en une masse d'une dureté cartilagineuse, d'un aspect fibreux ou squirrheux; à 5 centimètres au-dessus de ce cul-de-sac le rectum se recourbe brusquement et se penche au-dessus de l'utérus. C'est cette portion de l'intestin qui s'est opposée, sans doute, à l'introduction de la sonde rectale. C'est encore grâce à cela et au poids du rectum rempli par les fèces que l'utérus se trouvait immobilisé pendant la vie et qu'il paraissait au toucher avoir un grand volume.

A l'endroit de cette incurvation se trouve une induration qui, étroite et annulaire en avant, s'étale en arrière en une masse arrondie dont la surface est bien de 4 centimètres carrés et l'épaisseur de 1 centimètre 1/2. Si on incise l'anneau en avant, on ne trouve que les tuniques intestinales épaisssies, et principalement la musculaire; si c'est dans la masse postérieure qu'on fait la coupe, on voit qu'elle est composée d'un tissu squirrheux ou fibreux, que son point de départ est dans le mésorectum d'où elle a envahi la partie adhérente de l'intestin. En cet endroit, le canal intestinal permet juste le passage de l'annulaire; une semblable lésion existe à la rencontre de l'iléum et du cæcum. Epaississement des tuniques intestinales surtout de la musculaire, induration squirrheuse de la portion du mésentère attenante à l'intestin et de la portion correspondante de l'intestin lui-même, l'ouverture iléo-cæcale ne peut admettre le bout du petit doigt. Il y a adhérence du cæcum à l'intestin grêle; épaississement des parois du cæcum.

Vers le milieu du trajet de l'intestin grêle se trouve encore une lésion analogue. L'induration, l'épaississement du mésentère ont coudé brusquement le tube intestinal et il en est résulté un rétrécissement qui permet le passage du bout de l'index. Ces deux tumeurs dn mésentère sont chacune du volume d'une grosse noix. En plusieurs endroits, dans le mésentère et le grand épiploon sont des ganglions présentant la même altération squirrheuse. Le col et le haut du corps de la vésicule biliaire offrent aussi la même lésion, le col a une épaisseur de 2 centimètres.

A un travers de doigt au-dessous de l'ombilic, dans l'épaisseur de la paroi abdominale, se trouve le disque dur remarqué pendant la vie. Il paraît s'être développé dans l'épaisseur de la ligne blanche et avoir respecté les muscles droits. Il semble de même nature que les tumeurs précédentes.

La portion profonde de la paroi recto-vaginale présente une épaisseur de 2 centimètres tout près du fond du vagin. Cette épaisseur va en diminuant, et 7 centimètres plus bas, il n'est plus que d'un demi-centimètre environ. En l'incisant, on trouve du vagin au rectum : la muqueuse vaginale, un tissu blanc mat, dur, squirrheux, des fibres musculaires hypertrophiées, la muqueuse rectale.

M. Lebert a bien voulu examiner au microscope de la substance empruntée à l'utérus, à la cloison recto-vaginale, à la vésicule biliaire, au disque sous-cutané de la paroi abdominale, aux granulations du péritoine, et partout il a trouvé la cellule cancéreuse. Il y avait, en outre, un peu d'engouement au sommet du poumon droit. Tout le reste était normal.

(Les sept observations suivantes sont extraites de Simpson, pages 722 à 725 et ont été déjà publiées avant 1874, vers 1854, dans différents recueils).

Observation IX.

(1) Le premier exemple de ce genre que j'eus occasion de voir fut celui d'une dame non mariée, sœur d'un médecin anglais distingué. Pendant bien des mois elle avait eu une perte continue et abondante d'un liquide aqueux, avec de légères hémorrhagies et un amaigrissement graduel ; mais il n'y avait aucune douleur pelvienne. Elle fut quelque temps soignée par un praticien estimé, ami de son frère, et une grande variété de remèdes furent employés par lui pour arrêter le flux séreux. Ces applications furent toutes faites à la surface du vagin et du col de l'utérus, mais sans aucun effet sur l'abondance de la sécrétion morbide. Quand je vis la patiente avec son médecin et ses parents, comme il n'y avait en apparence aucun état maladif du canal vaginal ou du col de la matrice, je suggérai l'idée d'introduire une tente-éponge dans l'orifice utérin, à l'effet de fermer quelque temps cette ouverture, et de constater ainsi si l'abondante sécrétion aqueuse ne procédait pas de la cavité de l'utérus lui-même. Aussi longtemps que la tente demeura dans l'orifice de la matrice l'écoulement cessa, phénomène non observé

depuis bien longtemps; et quand on la retira il s'échappa un flot copieux du liquide clair caractéristique. Il était ainsi prouvé que sa source était en quelque point de l'intérieur de la cavité utérine. En dilatant l'orifice et le col plus complètement avec des tentes-éponges, nous pûmes atteindre le bord d'une grosse excroissance tuberculeuse paraissant fixée par une large base. De petits fragments granuleux en furent aisément détachés avec le doigt ou l'ongle. Il nous semble à tous que c'était une production carcinomateuse en forme de chou-fleur, sessile, croissant dans la cavité de l'utérus. La perte continua et s'accrut; la patiente à la fin succomba à la marche ordinaire du cancer au bout de dix-huit mois.

Observation X.

(2) Peu de temps après, je fus appelé dans les Highlands pour voir, une semaine ou deux avant sa mort, une patiente qui avait longtemps présenté le même genre d'écoulement aqueux abondant; mais chez elle la maladie était beaucoup plus avancée. L'orifice utérin dilaté avait la largeur d'une pièce de 2 shillings; il était rond, ses lèvres minces et saines comme l'orifice utérin dans le premier temps d'un accouchement naturel. Cependant, il sortait par son ouverture, non une partie d'œuf ou de fœtus, mais une masse rugueuse, irrégulière, à masse granuleuse d'un tissu très-friable et très-facile à déchirer. Elle saigna abondamment quand on la toucha. En passant le doigt au-dessus de l'orifice dilaté, et dans son intérieur, l'on vit que le tissu fongueux saillant hors de l'ouverture utérine naissait pour ainsi dire de l'intérieur du col et était fixé à son pourtour, à une hauteur variant de quelques millimètres à 2 ou 3 centimètres. Au centre de l'excroissance se trouvait une ouverture conduisant, comme le montra la sonde utérine, dans la cavité de l'utérus. L'organe lui-même était volumineux, et son fond s'élevait à la moitié de la distance entre le pubis et l'ombilic. Tout son intérieur semblait rempli par une masse de cancer épithélial. Cette femme avait environ 33 ans. Elle avait été longtemps mariée sans avoir d'enfants.

Observation XI.

(3) Chez une patiente âgée de 50 ans, je vis la maladie de l'utérus suivie d'une affection cancéreuse de la mamelle. Peu d'années

après la cessation de l'écoulement cataménial régulier, cette dame observa de temps en temps par le vagin une légère perte sanguine ou séro-sanguinolente. Au toucher, le col utérin fut trouvé normal et sain, et l'utérus tout entier avait son volume naturel. Après que cet état eut persisté pendant une couple d'années, l'affection cancéreuse apparut dans la mamelle droite et la femme mourut dans l'espace d'une année sans pourtant que la mamelle affectée s'ulcérât ou devînt fongueuse. Peu de semaines avant la mort, des portions d'excroissances cancéreuses sortirent par l'orifice utérin, mais jusqu'à la fin le col demeura indemne.

Observation XII.

(4) Il y a huit ans, je vis à plusieurs reprises, pendant les douze derniers mois de sa vie, une malade du Dr Brotherstoy, d'Alloa, qui se plaignait de pertes sanguines et fétides; l'orifice et le col de l'utérus cependant étaient en grande apparence tout à fait sains. Elle avait environ 60 ans, avait eu beaucoup d'enfants, et sa menstruation avait cessé treize ans avant l'apparition de l'écoulement morbide. Cet écoulement fut dès le début d'une odeur repoussante, et de couleur verdâtre. Il y eut une sensation de pesanteur et d'incommodité qui n'alla jamais jusqu'à la douleur. A la fin, un polype fibroïde, qui était à l'intérieur de l'utérus, se gangrena et se détacha, puis fut extrait artificiellement en une quantité de morceaux. Pendant quelque temps la santé de la patiente sembla relativement améliorée, et les pertes diminuèrent, mais elles revinrent en plus grande quantité, très-fétides, et parfois mêlées de sang. Après une hémorrhagie grave, dix jours avant la mort, tout écoulement cessa comme si les voies utérines s'étaient trouvées obstruées. Peu après survint un grand abattement, les parois ulcérées de la matrice s'étant déchirées ou perforées sous l'effort de la sécrétion qui les distendait. A l'autopsie, le col de l'utérus, de l'orifice interne à l'orifice externe, présentait un aspect parfaitement sain. Le corps de l'organe distendu formait une large cavité d'environ 13 centim. de long, contenant un fluide semi-putride; sa surface était en plusieurs points excavée par des ulcérations cancéreuses, dont une avait complètement perforé ou rompu la paroi postérieure de l'utérus.

L'orifice interne semblait former une ligne de démarcation entre les parties malades et les parties saines. Il y avait une grande quantité de pus et de lymphe dans la cavité péritonéale.

Observation XIII.

(5) Dans un cas de ménorrhagie opiniâtre après avoir dilaté le canal utérin avec des tentes-éponges, j'extirpai en présence du Dr Arneth, de Vienne, un petit polype dur intrà-utérin, attaché par un court pédicule au fond de l'utérus. La ménorrhagie cependant revint peu après, et la patiente mourut avec les symptômes ordinaires du cancer utérin environ huit mois après, le col demeurant indemne.

Observation XIV.

(6) L'an dernier je montrai à la Société médico-chirurgicale le dessin et la préparation d'un cas d'ulcération cancéreuse et de perforation du fond de l'utérus, dans lequel on voyait encore attachés par un court pédicule à l'intérieur de l'organe, les débris d'un polype fibroïde. Le col utérin n'était pas atteint par l'affection cancéreuse. La patiente avait longtemps souffert de ménorrhagies et de pertes fétides par les voies génitales; mais, comme dans la plupart des autres cas de carcinome de la cavité de l'utérus, elle ressentit peu de douleur pendant le cours de la maladie.

Observation XV.

(7) Une dame non mariée, âgée de 40 ans, souffrit pendant quelque temps de douleurs dans le dos et les extrémités inférieures particulièrement après la marche. Quand un examen fut pratiqué par son médecin à Dublin en 1851, une grosse tumeur fut trouvée dans la région utérine. Au commencement de 1854, la tumeur s'accrut beaucoup et rapidement en volume, et quand je la vis, peu après, elle atteignait déjà le milieu de la distance entre le pubis et l'ombilic. Mais il n'y avait encore aucune apparence de cachexie générale. Au bout de quelques semaines le tissu morbide prit de nouveau, soudainement, un rapide développement; un écoulement foncé, sanieux, sanguin, s'échappa de la vessie, et la patiente succomba à l'épuisement dans l'espace de peu de jours.

A l'ouverture de la cavité abdominale, l'épiploon se trouva adhérent à une masse morbide allant du pubis au-dessus de l'ombilic. Cette tumeur, recouverte de gros vaisseaux tortueux, possédait une consistance généralement molle; près du sommet, elle était écrasée et pulpeuse, et elle avait presque fait issue dans la cavité du péritoine. Tout le fond et la paroi antérieure de l'utérus étaient intéressés; mais le col et les tissus immédiatement voisins étaient exempts de tout dépôt morbide, sauf la présence de deux ou trois petits nodules. La vessie cependant était perforée en arrière, et une excroissance fongueuse venant de la tumeur utérine faisait saillie dans sa cavité. La tumeur, qui fut soigneusement examinée, faisait saillie dans sa cavité; elle avait tous les caractères de la variété encéphaloïde ou hématoïde due au cancer. La cavité de l'utérus ne présentait aucune trace de l'affection, tandis que le tissu de la paroi antérieure et du fond de l'organe était perdu dans la masse encéphaloïde elle-même.

Observation XVI.

Cas de cancer isolé du corps de l'utérus, pris dans le service de M. Gosselin à Lourcine, par M. le Dr Monceaux. (*Gazette des hôpitaux*, 1856, p. 458.

La nommée G... (Artémise), âgée de 50 ans, entra le 11 février 1854, dans le service de M. Gosselin, à l'hôpital de Lourcine. Cette femme avait eu deux enfants, le dernier à 19 ans. Jamais de fausses couches. Depuis six ans, au lieu de ses règles, qui jusque-là avaient été assez régulières, elle avait des pertes sanguines habituelles, sans douleurs ni affaiblissement notable, lorsqu'au mois de septembre 1853 apparurent des douleurs très-fortes dans les reins et les lombes. Quelques jours avant son entrée à l'hôpital, le sang cessa de paraître et fut remplacé par du pus. C'est dans cet état qu'elle se présenta à la visite. Par le toucher, *on ne trouva le col de l'utérus ni dur, ni bosselé, ni ulcéré;* il fut jugé très-peu saillant. On ne peut, à cause des douleurs abdominales, préciser l'état du corps de l'organe; on constata seulement qu'il était très-développé!

A l'aide du spéculum, on constata que le col était petit, rouge, et que sa surface avait seulement une apparence fongueuse pouvant en imposer tout d'abord, quoiqu'il fût sain. On constata aussi une suppuration abondante et fétide venant du corps de l'utérus.

Le ventre était développé et sensible; il y avait des alternatives de diarrhée et de constipation. L'état général était, du reste, assez bon, et ne présentait rien de particulier.

Le 28. Un nouvel examen permit de constater que le col était parfaitement sain. On mit en doute l'existence de l'affection cancéreuse.

5 mars. La malade continuait à souffrir dans les bronches, les reins et le ventre, ce qui rendit l'exploration de celui-ci impossible; mais l'abondance et la fétidité de l'écoulement utérin purulent, jointes aux autres troubles fonctionnels, firent soupçonner à M. Gosselin, qu'il s'agissait d'un cancer du corps de l'utérus.

Des inhalations de chloroforme, faites à plusieurs reprises, calmèrent momentanément la malade, et lui procurèrent même un soulagement marqué; mais après avoir souffert une quinzaine de jours de la fièvre, de douleurs abdominales avec vomissements rebelles, attribués à une péritonite aiguë, elle mourut le 23 mars.

A l'autopsie, voici ce que l'on trouva en examinant les viscères abdominaux :

Le grand épiploon était accolé aux anses intestinales, dont on ne pouvait le séparer qu'avec le bistouri. Un bon nombre d'anses intestinales accolées à cet épiploon étaient, d'autre part, réunies entre elles par des adhérences; elles étaient en même temps molles, rosées et dépolies, présentant de petites fausses membranes et du pus en quelques points. On trouva une assez grande quantité de pus dans l'excavation pelvienne; cette excavation était remplie en grande partie par une tumeur mollasse qui masquait complètement l'utérus et les autres organes du bassin.

Tous ceux-ci ayant été enlevés en masse, on commença par ouvrir le rectum, qui, confondu avec la masse générale, était difficile à suivre, à cause des flexuosités qu'il décrivait. Il était notablement étroit, et nous remarquâmes que les couches musculaires circulaires offraient une épaisseur de 4 ou 5 millimètres, et avaient un aspect grisâtre.

La vessie, petite, ratatinée, n'offrait rien de particulier. L'uretère droit ne présentait pas d'oblitération, ni même d'apparence de rétrécissement, pas plus que le gauche.

Le vagin étant fendu, nous trouvons le col utérin très-peu saillant et réduit à de petites proportions; mais il ne paraissait pas ulcéré ni avoir été le siége d'aucune altération cancéreuse.

En fendant la matrice, à partir de 2 ou 3 centimètres au-dessus du col, on trouva une tumeur mollasse, mamelonnée, grosse comme le poing, remplissant la cavité utérine, et évidemment constituée par sa paroi, transformée de tous côtés en cancer mollasse. Il ne restait aucune trace de la paroi antérieure, à l'exception du péritoine, qui paraissait ulcéré et perforé! Ce cancer du corps de l'utérus remplissait toute l'excavation pelvienne et formait, par suite d'adhérences du péritoine, une masse avec les deux annexes des deux côtés et le rectum.

Dans la région lombaire droite, on trouva plusieurs ganglions blanchâtres, mollasses, fournissant du suc, et paraissant évidemment formés, de même que la tumeur utérine, par de l'encéphaloïde.

Les poumons n'offraient aucune lésion, le cœur non plus. Le foie était volumineux, décoloré et présentait à sa surface deux taches noires qui se prolongeaient dans l'épaisseur de l'organe à près de 1 centimètre et semblaient formées par une ecchymose. L'une d'elles offrait à son centre une tache grise qui donnait l'idée d'un cancer commençant.

Les reins étaient pâles, mais il n'y avait ni atrophie de leur substance, ni dilatation des calices et des bassinets.

Observation XVII.

(Bulletin de la Société anatomique, 1re série, 30e année, p. 13. Cas de cancer du corps de l'utérus existant avec deux petites tumeurs fibreuses, par M. Perret. Examen microscopique de M. Broca).

S..., âgée de 32 ans, entre le 12 novembre dans les salles de M. Robert, à l'hôpital Beaujon.

Cette femme, réglée à l'âge de 12 ans, n'a jamais eu de maladie sérieuse. La menstruation a toujours été régulière jusqu'à l'âge de 50 ans. A cette époque, elle a eu des métrorrhagies qui l'ont réduite à un état anémique très-caractérisé; cependant les fonctions digestives se sont bien conservées. Depuis deux ans, la malade est obligée de garder le lit presque continuellement. La face est pâle et flétrie, le ventre développé. En déprimant les parois abdominales au niveau de l'hypogastre, on sent l'utérus remontant à 3 centimètres environ au-dessus du pubis. Par le oucher vaginal, *on trouve le col utérin dévié à gauche, du reste il est sain.* L'utérus est mobile, mais son poids est très-considérable. Un liquide blanchâtre, très-épais, sans odeur, s'écoule habituellement par la vulve dans l'intervalle des hémorrhagies; douleurs vives dans la région lombaire, comparables à celles de l'accouchement.

M. Robert diagnostique un corps fibreux de l'utérus. On donne chaque jour à la malade 10 centigrammes de seigle ergoté.

10 décembre. La santé de S... va toujours se détériorant. On supprime le seigle ergoté et l'on y substitue le quinquina.

Le 23. La malade ressent dans le pied droit et surtout dans le gros orteil, des douleurs extrêmement vives, lancinantes, profondes, qui le lendemain gagnent la jambe. Ces parties ont une température moins élevée que du côté gauche.

Le 25. Les battements de l'artère fémorale sont obscurs.

7 janvier 1855. Ils ont tout à fait disparu. L'artère se présente sous forme d'un cordon dur et noueux. Le sphacèle du pied et des deux tiers inférieurs de la jambe se manifeste par des phlyctènes, une teinte livide de la peau et une insensibilité complète; la cuisse et le genou sont le siége de douleurs intolérables.

La malade meurt dans la soirée du 12.

Autopsie. — L'utérus est déformé, bosselé; son bord gauche présente deux tumeurs de la grosseur d'une noisette, formées de tissus fibreux.

Le col est sain ainsi que les ovaires. En ouvrant la cavité utérine, on trouve une tumeur polypeuse, fibreuse, en voie de suppuration, implantée sur le fond de la matrice, dont la cavité est ulcérée et remplie d'un pus jaunâtre et consistant.

Les tumeurs de l'utérus, examinées par M. Broca, sont de nature fibreuse; mais les parois de l'organe sont envahies par des masses épithéliales.

L'aorte, au niveau de sa bifurcation, est comprimée par une tumeur dure, criant sous le scalpel et laissant suinter un liquide laiteux sur la coupe. Une dégénérescence des ganglions lymphatiques et du tissu cellulaire péri-artériel forme cette tumeur intimement adhérentes aux tuniques vasculaires qui, elles, cependant, sont exemptes d'altération. M. Robin s'est assuré que cette tumeur est également épithéliale. A partir du point qu'elle occupe, l'aorte et les artères qui lui succèdent sont oblitérées.

Observation XVIII.

(Bulletin de la Société anatomique, 2e série, t. X, année 1856, p. 25. Cancer généralisé des ovaires, du péritoine, de la plèvre et des poumons, avec propagation au corps utérin).

Présentation des pièces par M. Henocque. Elles ont été recueillies dans le service de M. Velpeau, sur une femme âgée de 58 ans, morte avec les symptômes de la cachexie cancéreuse.

Autopsie. — Le petit bassin est comblé par une masse cancéreuse, formée par les ovaires, les trompes et le péritoine.

Les ovaires sont le siége de tumeurs arrondies, dont les plus grosses ont le volume d'une pêche. Autour d'elles se groupent des masses nombreuses ayant depuis le volume d'un pois, jusqu'à celui d'un marron. Les trompes dilatées, ayant l'épaisseur d'un doigt, leur font suite et adhèrent à la partie supérieure du corps de l'utérus, également siége de dégénérescence.

Le tiers inférieur du corps, le col, la muqueuse utérine sont, au contraire, sains.

La vessie est parsemée de dépôts cancéreux à sa surface externe et jusque sous la muqueuse.

Le rectum, entouré par des dépôts superficiels, est sain dans ses tuniques musculeuse et muqueuse.

Les tumeurs de l'ovaire présentent à la coupe, à l'œil nu et à l'examen histologique, les caractères du cancer colloïde; en d'autres points existent quelques kystes remplis d'un liquide noirâtre et sanguinolent.

Ailleurs, la matière caséeuse,surtout dans les trompes et au sommet de l'utérus, est ramollie, diffluente, et rappelle l'encéphaloïde. Le péritoine, le grand épiploon, la surface externe de l'intestin, la rate, le diaphragme, les poumons même, etc., présentent des noyaux cancéreux.

Observation XIX.

(Bulletins de la Société anatomique, 2e série, t. III, p. 339. — Présentation d'un utérus dont le corps est cancéreux et le col sain, par M. Després).

M. Després présente un utérus dont le corps est cancéreux, sans qu'aucune altération semblable existât sur le col, si bien que pendant la vie on a pu croire à un polype ou à un corps fibreux plutôt qu'à un cancer. L'utérus a le volume d'un poing d'adulte, sa surface est lisse et d'une coloration blanche uniforme. Deux kystes assez volumineux occupent le cul-de-sac utéro-rectal. *Au col utérin, parfaitement sain d'ailleurs,* nous trouvons l'orifice vaginal dilaté, permettant l'introduction du doigt; l'orifice cervico-utérin est rétréci ; la cavité utérine est libre à gauche ; à droite une tumeur développée aux dépens de la muqueuse, et envahissant un peu la couche musculaire, occupe cette cavité. La tumeur est noirâtre, molle, friable et présente à la coupe une coloration tirant en certains points sur le rose ; elle laisse suinter un suc opalin et visqueux, et l'on trouve dans les anfractuosités qu'elle présente des caillots sanguins décomposés.

L'orifice de la trompe gauche est libre; l'orifice de la trompe droite est obstrué par la tumeur. Les ovaires sont parfaitement sains, ils renferment une grande quantité de vésicules de de Graaf; une vésicule entre autres est à la surface de l'ovaire.

Le pavillon des trompes n'existe plus; à la place, nous trouvons, de chaque côté, un kyste tubaire, du volume d'un œuf. A gauche, il existe un de ces pavillons supplémentaires décrits par Gustave Richard dans sa thèse inaugurale. Le canal de la trompe droite ne présente rien de particulier ; celui de la trompe gauche, au contraire, est perforé très-près de son orifice utérin, dans une étendue d'un centimètre à peu près, et par cet orifice artificiel découle le liquide contenu dans le kyste tubaire du même côté. Ce liquide est légèrement coloré en brun, et ne contient aucun flocon, aucun détritus provenant d'anciens caillots sanguins. Il n'y avait ni engorgement ganglionnaire, ni dépôt cancéreux dans les organes voisins, ni altérations des veines péri-utérines.

Observation XX.

(Bulletin de la Société anatomique, 2e série, t. IV, p. 116).

M. Lancereaux montre un cancer des trompes utérines et de la surface interne de l'utérus.

La nommée Genet (Antoinette), 56 ans, ancienne cantinière, entrée à l'Hôtel-Dieu le 4 février 1859, morte le 5 mai suivant.

Cette femme, assez fortement constituée, fut considérée par M. Piedagnel dans le service duquel elle se trouvait placée comme atteinte d'un cancer utérin ; elle avait eu, à plusieurs reprises, des hémorrhagies utérines, dont une durant son séjour à l'hôpital. Le toucher vaginal, toutefois, ne donnait pas la sensation de parties ulcérées et indurées, comme c'est l'ordinaire, *le museau de tanche était légèrement entre ouvert, mais ses lèvres étaient lisses et sans altération appréciable.* L'utérus était volumineux et par la palpation abdominale on constatait, sur l'un des côtés de cet organe l'existence d'une tumeur arrondie, du volume du poing, qui, sans l'état de cachexie avancée, dans laquelle se trouvait la malade, aurait pu facilement être prise pour un corps fibreux.

Autopsie. — Le cadavre ne présente rien à noter à l'extérieur, il existe à la région hypogastrique un relief formé par la tumeur qui occupe le bassin ; on sent distinctement, à gauche, en refoulant la paroi abdominale en arrière du pubis, une tumeur arrondie, en partie indépendante de l'utérus, auquel elle paraît tenir par un pédicule.

La paroi abdominale est incisée, et les organes génitaux sont enlevés.

L'utérus est volumineux, il a 12 centimètres du fond au museau de tanche ; ses parties sont épaissies. A ses éléments normaux se trouvent ajoutés des éléments cancéreux d'autant plus abondants qu'on approche davantage de la surface interne. Celle-ci, en effet, est représentée par une espèce de bouillie, un magma blanchâtre, très-vasculaire en certains points, et constitué par des éléments cancéreux. La cavité utérine a complètement disparu ou plutôt elle est remplie par la matière ramollie qu'occupe également la cavité du col. Les lèvres du museau de tanche sont respectées.

La trompe droite a une longueur de 9 centimètres; son extrémité péritonéale se trouve renflée et creusée d'une cavité qui se continue ave la cavité utérine par l'oviducte, dans lequel on introduit aisément un gros stylet. Il existe, à l'intérieur de cette cavité, une matière noire, ramollie, qui paraît tenir à du sang épanché, le reste de sa surface est lisse et blanchâtre; elle est fermée du côté du pavillon.

C'est aux parois épaissies et hypertrophiées qu'il faut rapporter cette dilatation de l'oviducte. La pression exercée sur ces parois en fait sourdre une matière d'un blanc de lait, cancéreuse au même titre que celle qui se rencontre à la surface interne de l'utérus.

La trompe gauche forme une tumeur appendue au corps de la

matrice; elle déborde en partie le petit bassin; oblongue, elle a environ 14 centimètres dans son plus grand diamètre, et 12 suivant le plus petit. Le pédicule qui l'attache à l'utérus est complètement oblitéré. Une membrane fibreuse, blanche, très-épaisse, lui constitue une enveloppe de laquelle paraissent sortir des prolongements fibreux ou fibroïdes qui, par leur cloisonnement, forment des espaces remplis par les éléments cancéreux. Ceux-ci se retrouvent donc dans les trompes comme dans l'utérus; dans la trompe gauche, toutefois, ils sont associés à une quantité considérable de gouttelettes graisseuses. Dans l'utérus on trouve à peu près toutes les formes de cellules dites cancéreuses : cellules mères renfermant de deux à quatre cellules, avec de gros noyaux arrondis et de gros nucléoles; cellules coniques et cylindriques toutes remarquables par leur noyau qui varie peu, quelques corps fusiformes qui, très-probablement, sont ici les éléments normaux de l'organe, des noyaux libres et des gouttelettes graisseuses. Ces dernières se rencontrent surtout dans la tumeur formée par la trompe, où l'on trouve, en outre, des crépuscules chargés de granulations graisseuses, et assez semblables aux corpuscules de Glüge. Le cancer, ici, serait donc arrivé à une période plus avancée que dans l'utérus, puisqu'il aurait déjà, en partie, subi la dégénérescence graisseuse; aussi y a-t-il lieu de croire qu'il a débuté par la trompe et n'a envahi que plus tard la surface interne de l'utérus.

Les ovaires sont sans altération; tous les autres organes sont sains.

Observation XXI.

(Bulletin de la Société anatomique, 2e série, t. IV, p. 60).

M. Gingeot fait voir une tumeur du corps de la matrice ayant déterminé des signes d'ileus chez une femme de 49 ans, morte dans le service de M. Béhier, à Baujon. Elle était depuis deux ans sujette à des pertes abondantes et répétées et présentait depuis huit jours au moment de son entrée des symptômes d'occlusion intestinale. La constipation finit par céder sous l'influence de l'huile de croton et ne tarda pas à être remplacée par une diarrhée colliquative, qui emporta rapidement la malade.

A l'autopsie, on trouva dans le corps de l'utérus une tumeur longue de 10 centimètres, large de 12, d'aspect encéphaloïde, ramollie et offrant en divers points la consistance pulpeuse. Dans sa portion latérale gauche, elle est creusée d'une cavité qui communique avec l'intérieur du col. *Celui-ci est parfaitement sain* et la tumeur est entièrement formée aux dépens du corps de l'utérus. A droite en haut, elle présente une double adhérence établie au moyen d'une bride avec l'appendice iléo-cæcal et avec l'intestin grêle. Il en résulte deux sortes d'anneaux, dans lesquels a pu s'engager momentanément une anse intestinale, ce qui expliquerait les phénomènes d'étranglement interne offerts par la malade.

(Les deux observations suivantes sont extraites de l'ouvrage de Simpson, page 727, et datent de 1863).

Observation XXII.

E. W..., âgée de 29 ans, entre à l'hôpital le 20 décembre 1862. Depuis le mois de septembre 1862, elle s'aperçut que ses règles augmentaient beaucoup de quantité et continaient d'une époque à l'autre. Les moyens employés pour combattre cet écoulement étant impuissants, elle entre à l'hôpital. La patiente se plaint d'une douleur fixe dans le côté gauche du ventre. Cette douleur augmenta considérablement et la malade remarqua qu'elle revenait périodiquement à neuf heures du matin, durait tout le jour et disparaissait à la nuit.

Supposant qu'il y avait à l'intérieur de l'utérus quelque corps étranger, on dilata l'orifice et on retira deux petites masses irrégulières, qui furent déclarées carcinomateuses par le professeur Simpson.

Les douleurs du côté gauche ayant persisté, on retira à deux reprises différentes des portions de tumeurs.

La malade mourut le 20 septembre 1863.

A l'autopsie, on trouva l'utérus épaissi; au fond se trouvait une tumeur de la grosseur d'une amande.

Observation XXIII.

M. R..., âgée de 50 ans, entre à l'hôpital le 29 janvier 1863. Depuis neuf mois, elle avait un léger écoulement sanguin, qui a sensiblement augmenté depuis quinze jours, à la suite d'un effort fait en soulevant un fardeau. En même temps que son écoulement augmentait la malade ressentait une douleur violente dans la région hypogastrique, douleur qui commence à midi ou deux heures pour finir vers sept heures.

L'orifice de l'utérus ayant été dilaté, on sentit un polype fixé au fond avec une autre petite tumeur.

Le 25 février, la tumeur fut enlevée. Les douleurs de la malade revenant périodiquement comme par le passé et étaient tellement violentes, qu'elle gênait par ses cris les autres malades; on dut la faire sortir.

Observation XXIV.

(Bulletins de la Société anatomique, 2e série, t. X, 1865, p. 264. Cancer du corps de l'utérus faisant saillie dans la cavité utérine, sous forme d'un champignon implanté sur la paroi postérieure. — Col utérin parfaitement sain. — Absence d'hémorrhagie, malgré l'ulcération de la tumeur. — Mort par le choléra. — Autopsie, par M. Rigal.

Joséphine C..., âgée de 50 ans, soutacheuse, entre à l'hôpital Saint-Louis, le 11 avril 1865, dans le service de M. Cazenave, pour un eczéma de la tête et du cou.

Femme grande, maigre, de constitution moyenne, de tempérament nerveux.

Elle raconte que son père est mort d'une hydropisie, sa mère par suite d'un anévrysme. Depuis longtemps, elle a fréquemment un suintement derrière les oreilles, que l'on doit sans doute rapporter à un eczéma. Elle a été réglée à 18 ans; la menstruation a toujours été un peu irrégulière. A l'âge de 20 ans, elle a eu une fausse couche sans cause connue; quelques années après, elle a eu la fièvre typhoïde.

Joséphine C... fait remonter sa maladie actuelle à l'année 1846. L'eczéma débuta par l'oreille gauche, et s'étendit graduellement à toute la tête et au cou. Il a subsisté depuis lors en subissant des alternatives de bien et de mal. En mai 1863, Joséphine C... entra à l'hôpital Saint-Louis; après un séjour de six mois, elle sortit très-améliorée; mais, quelques mois après, l'eczéma avait repri toute son intensité.

Au moment de son entrée, en avril 1865, la malade avait toute la tête et le cou couverts d'une éruption eczémateuse donnant lieu à un suintement abondant et à un prurit très-vif. On employa les préparations arsenicales à l'intérieur, les cataplasmes de fécule et les bains d'amidon. L'eczéma perdit un peu de son acuité, le suintement diminua; mais le prurit resta toujours vif.

En juillet, l'eczéma se présentait avec tous les caractères de la chronicité; on continuait les préparations arsenicales et on faisait prendre des bains alcalins, quand la malade ressentit pour la première fois des douleurs assez vives dans le bas-ventre. On suppose que ces douleurs étaient liées à la menstruation qui, nous l'avons dit, était irrégulière et difficile; mais la persistance de ces douleurs, leur acuité, qui devint très-grande et s'augmentait par la pression de l'hypogastre, l'apparition d'un écoulement leucorrhéique abondant firent penser que tous ces accidents étaient liés à une maladie utérine. Le toucher, très-douloureux, du reste, révèle une légère augmentation de volume du corps de l'utérus, qui était en même temps moins mobile et très-douloureux. Le *col parut sain.* L'examen au spéculum ne put être rapporté : dès que cet instrument était introduit un peu profondément dans le vagin, la malade éprouvait de telles souffrances, qu'elle s'agitait avec force, et tout examen devenait impossible. Certains jours, on observait un peu de fièvre; mais, le plus souvent, la fièvre était nulle, malgré la vivacité des douleurs. Celles-ci étaient déchirantes : la malade se tordait dans son lit; elles variaient beaucoup d'intensité d'une heure à l'autre, et s'accompagnaient toujours d'un écoulement leucorrhéique abondant. On diagnostiqua une métrite avec catarrhe utérin et pelvi-péritonite, et on se demanda si tous les symptômes observés ne pouvaient pas être rapportés à un eczéma de la muqueuse utéro-vaginale. Au bout d'une quinzaine de jours environ, c'est-à-dire vers la fin de juillet, il survint une amélioration notable : les douleurs et l'écoulement diminuèrent. On avait employé des bains, cataplasmes et lavements laudanisés.

Dix jours après, le 10 août, retour des douleurs et de l'écoulement avec la même intensité; emploi des mêmes moyens thérapeutiques : amélioration considérable après cinq jours.

Le 26 août. Les mêmes accidents se montrent de nouveau, et cessent après un arrêt de trois jours. Le toucher fait de nouveau constater l'augmentation de volume de l'utérus, son peu de mobilité et son état douloureux. Examen au spéculum impossible à cause des douleurs excessives qu'il détermine.

Pendant les six semaines suivantes, jusqu'au 14 octobre, Joséphine C... fut tourmentée à plusieurs reprises par les mêmes accidents, survenant tous les cinq à six jours, sous forme d'accès d'une durée de deux à quatre jours.

Pendant les derniers accès, l'écoulement vaginal était sanguinolent, mais jamais il ne survint la moindre hémorrhagie. L'écoulement était formé par un liquide muco-purulent assez épais, non fétide, strié de sang, ou rougeâtre; il devenait très-abondant pendant les accès douloureux; dans l'intervalle, il était très-peu marqué. Cette rémittence très-accusée de la douleur et de l'écoulement nous avait confirmé de plus en plus dans cette pensée que ces phénomènes étaient liés à des poussées successives d'eczéma sur la muqueuse utéro-vaginale.

L'état général s'était altéré peu à peu depuis le début de la maladie : les fonctions digestives étaient devenues languissantes; la malade avait maigri d'une manière notable. Le teint était devenu très-pâle; mais il n'offrait pas la coloration jaune-paille de la cachexie cancéreuse.

14 octobre. La malade fut prise tout à coup de vomissements, de diarrhée et de crampes : c'est le début d'une diarrhée qui, marchant avec une grande rapidité, amena la mort en vingt-quatre heures, dans la période d'algidité.

Autopsie.—Congestions sanguines viscérales étendues et intenses, surtout dans les poumons; psorentérie intestinale. Je n'insisterai pas davantage sur ces lésions qui étaient le fait du choléra. Notre attention se porta tout spécialement sur les organes génitaux, du côté desquels on avait observé, pendant la vie des phénomènes assez remarquables; voici ce qu'un examen attentif nous révéla : des adhérences nombreuses; quelques-unes récentes, la plupart anciennes, unissaient les anses inférieures de l'intestin grêle, et surtout le bord inférieur du grand épiploon, au fond de l'utérus et à plusieurs points des ligaments larges et du petit bassin; dans plusieurs points, au niveau des adhérences, le péritoine est rouge, vascularisé; en aucun point, on ne constate du pus ou des fausses membranes.

L'utérus est augmenté de volume et rendu peu mobile par les adhérences; l'ovaire droit adhère solidement à sa partie postéro-latérale; l'ovaire gauche est libre; mais il est le siége d'un kyste séreux uniloculaire du volume d'un œuf de poule. Quelques adhérences unissent ce kyste à la paroi du bassin.

L'utérus enlevé mesure 10 centimètres dans le sens vertical, sur 7 dans le sens transversal.

Le col est parfaitement sain, la muqueuse vaginale est pâle, comme macérée.

On pratique, sur la partie antérieure et médiane de l'utérus, une section qui montre l'intérieur de la cavité utérine. On constate alors, sur la paroi postérieure, une tumeur piriforme, implantée, par sa grosse extrémité, sur la paroi utérine. Son volume est un peu supérieur à celui d'un œuf de pigeon ; sa surface est ramollie et se détache par le grattage, sous forme de putrilage. A la coupe, cette tumeur se présente sous l'aspect de la matière cérébrale. Sa consistance augmente à mesure qu'on se rapproche du point d'implantation, où elle se continue sans ligne de démarcation avec le tissu utérin. A l'œil nu, cette tumeur paraît peu vasculaire. La muqueuse de la cavité utérine ne présente rien de particulier.

Les ovaires étaient unis au corps de l'utérus par quelques adhérences celluleuses et rejetés un peu en arrière du bord utérin. L'ovaire gauche présentait un kyste séreux uniloculaire, de la grosseur d'une orange mandarine.

Dans aucun autre organe, on n'a trouvé de production cancéreuse. Les ganglions lombaires étaient un peu volumineux, quelques-uns atteignaient le volume d'une noisette; mais leur tissu était mou, d'une coloration gris rougeâtre à la coupe, et leur tuméfaction pouvait être tout aussi bien rapportée au travail inflammatoire qui s'était fait dans le petit bassin, qu'à la tumeur utérine.

La muqueuse vaginale n'offrait pas d'altérations appréciables; elle était blanchâtre et un peu ramollie à la superficie.

Observation XXV.

Epithéliome à cellules cylindriques pris pour un polype, et inséré sur le fond de la cavité de l'utérus. Thèse de M. G. de Montfumat, Paris, 1867, p. 83.

La nommée Stref (Catherine), âgée de 44 ans, brossière, est entrée le 28 novembre 1866 à l'hôpital de la Pitié, dans le service de M. le professeur Richet, et couchée au lit n° 10 de la salle Saint-Augustin.

A son arrivée, cette femme présente tous les caractères de l'anémie la plus profonde; décoloration complete des tissus, souffles vasculaires au cou, souffle cardiaque, céphalalgie presque continuelle, affaiblissement notable de la vue, qui ne lui permet plus de travailler, dyspnée, palpitations, dyspepsie !

Elle est atteinte d'une métrorrhagie qui dure depuis très-longtemps.

Voici quels sont ses antécédents : ses règles ont presque toujours été régulières, abondantes, les époques rapprochées. Elle a eu cinq enfants et fait une fausse couche. Les cinq accouchements ont été faciles, la fausse couche ne peut être rattachée à aucune cause évidente. Une hémorrhagie utérine a suivi sa dernière couche et n'a cessé qu'au bout de six semaines pour reparaître quinze ou vingt jours après. A partir de cette époque, qui date de huit ans, pertes à peu près continuelles, tantôt faibles, tantôt fortes, et dans les intervalles des pertes, écoulements jaunâtres, sanieux, parfois clairs comme de l'eau. Douleurs légères dans les reins, les aines et le haut des cuisses. Quelques troubles du côté de la miction, mais rares et consistant surtout dans des besoins fréquents d'uriner. Pas de constipation. Traitée, il y a un an, à l'hôpital Saint-Louis, pour la même maladie, l'hémorrhagie n'a pas résisté à l'emploi des hémostatiques, mais a reparu deux mois après sa sortie de l'hôpital, pour ne plus la quitter.

Rien donc dans ses antécédents héréditaires n'indique l'existence de la diathèse cancéreuse. Elle a des tumeurs hémorrhoïdales.

Actuellement, la métrorrhagie est faible, sa gravité ne vient que de sa continuité et de l'état profondément anémique de la malade.

L'utérus est un peu plus développé qu'à l'état normal, il est également un peu plus pesant, mais ces signes pourraient facilement échapper, si l'on n'était prévenu. Le col dilaté permet l'introduction du doigt jusque dans la cavité utérine où l'on rencontre une masse arrondie, de la grosseur d'un œuf de poule, mollasse, se laissant un peu déprimer. Quand on cherche le point d'implantation de cette tumeur, il est difficile de lui circonscrire un pédicule; on trouve bien une sorte d'étranglement de la production morbide qui va s'insérer sur le fond de l'utérus, mais le doigt, en essayant de tourner tout autour, n'a pas la sensation d'un pédicule aussi net que s'il s'agissait d'un polype fibreux.

Le cinquième jour de son entrée à l'hôpital, on ne pouvait plus songer à continuer l'emploi des hémostatiques ; la malade était dans un tel état d'affaiblissement (elle était presque exsangue) que l'opération seule pouvait la sauver.

M. Richet fit donc tout préparer pour l'ablation de la tumeur. Des pinces de Museux furent introduites et fixées sur elle, mais à la plus faible traction, son tissu se déchira et il fallut renoncer à l'attirer dans le vagin pour passer autour d'elle une chaîne d'écraseur. Les pinces de Museux furent retirées, emportant dans leurs mors des fragments du polype. M. Richet les réappliqua et voulut pratiquer l'excision au moyen de sa pince mâchonnante; cela fut encore impossible, probablement parce que le pédicule n'était pas suffisamment formé. Alors la tumeur, accrochée par les pinces de Museux et des érignes, étant simplement maintenue en place, M. Richet, avec des ciseaux courbes conduits sur la face palmaire de l'indicateur gauche, alla le plus près possible de la paroi interne exciser tout ce qu'il put du pédicule. Le polype se trouva ainsi extrait par fragments.

L'analyse micrographique pratiquée par M. le Dr Ranvier montra qu'il s'agissait d'un épithélioma à cellules cylindriques et à trame muqueuse, tumeur maligne, par conséquent.

Les suites de l'opération ont été très-simples, l'hémorrhagie s'est arrêtée, et pendant une quinzaine de jours, on n'a constaté qu'un écoulement plutôt roussâtre que sanguinolent. Les toniques ont été administrés sous forme d'extrait de quinquina, de vin de Bordeaux, auxquels on a joint, dans les premiers jours, l'extrait de ratanhia.

Le 31 décembre, quand nous avons quitté le service, la malade avait pris un peu de force, sa métrorrhagie n'avait pas reparu, était remplacée par un écoulement tenant le milieu entre le séro-muqueux et le séro-purulent, et assez abondant.

Dans le courant de janvier 1867, l'hémorrhagie reparaît assez considérable pour inspirer des craintes à M. le Dr Voillemier, successeur de M. Richet. Il n'hésite pas à appliquer le fer rouge. Immédiatement, diminution de la perte qui ne cesse définitivement que dans les premiers jours de février; laissant toujours après elle un écoulement séro-muqueux abondant, mais sans odeur.

Vers cette époque, rétention d'urine, mais qui ne dure qu'un jour. Par le palper, on constate que l'utérus est plus volumineux, et son fond plus haut qu'à l'état normal.

Nouvelle hémorrhagie légère et de courte durée au commencement de mars.

Le 15 du même mois, nous revoyons la malade, elle accuse des douleurs assez fortes vers les reins et le haut des cuisses, ainsi qu'un écoulement tantôt crémeux, blanchâtre, tantôt séreux et limpide comme de l'eau. Un autre ordre de phénomènes est survenu, tous les soirs elle est prise de frissons et de fièvre durant plus ou moins longtemps.

..... Dans tous ces phénomènes, M. de Monttumat voit la confirmation du diagnostic porté par le microscope, mais il se réserve de suivre la malade pour lever tous les doutes.

OBSERVATION XXVI.

(Bulletin de la Société anatomique, 2e série, année 1868, tome XIII, p. 238).

M. Candellé présente à la Société un cancer de l'utérus, dont le diagnostic était rendu difficile à cause de la saillie que faisait à travers *le col dont les lèvres étaient saines*, une portion de la muqueuse dégénérée, flottante comme l'extrémité d'un polype. Le point d'implantation de ce pseudo-polype était au fond de la cavité utérine. L'examen microscopique fait par M. Bouchard a démontré qu'il s'agissait là d'un épithélioma glandulaire.

OBSERVATION XXVII.

Cancer du corps de l'utérus ; cas tiré du traité pratique des maladies de l'utérus, de Courty, 1872, Paris, p. 1014.

J'ai vu dernièrement une malade de 50 ans, n'ayant jamais fait d'enfants, offrant les symptômes généraux du cancer utérin, et chez laquelle deux médecins n'avaient pu, malgré l'exploration directe, déterminer la nature de la maladie, ni même reconnaître d'altération notable dans la matrice. Ayant pratiqué le toucher, je ne tardai pas à constater une sensibilité anormale, une tuméfaction marquée de l'utérus à travers la paroi vaginale antérieure, et sur le col, fortement porté en arrière, une augmentation de volume, un ramollissement et un commencement de dilatation permettant l'introduction de la première phalange, circonstance bien extraordinaire chez une nullipare. La perte, roussâtre, quoique séreuse et très-abondante, n'avait pas d'odeur. Mais le cathéter utérin pénétra très-facilement jusqu'à 9 et 10 centim. de profondeur, se laissant mouvoir et retourner en tous sens. Le col, dilaté suffisamment en trois jours, par l'introduction quotidienne d'un cône d'éponge préparée, permit l'exploration à l'aide du doigt indicateur, qui fit reconnaître aussitôt dans toute la cavité utérine une surface bosselée, inégale, végétante, dure, friable, saignant facilement, et qui en rapporta un ichor mêlé à des détritus ; une pince à polypes, conduite sur le doigt indicateur, put saisir et arracher une de ces excroissances; ce microscope démontra qu'elle était constituée par un amas de cellules cancéreuses.

Observation XXVIII.

(Empruntée à la Clinique chirurgicale de M. le professeur Richet, publiée dans l'Ecole de médecine du 2 février 1874).

Il s'agit d'une malade qui est couchée au n° 7 de notre salle Saint-Charles. C'est une jeune femme de 27 ou 28 ans et quej e connais depuis longtemps. Elle habite Montreuil où elle jouit d'une certaine aisance. Elle est venue me voir il y a huit ans pour se faire soigner d'une ulcération du col utérin, consécutive à un accouchement et qui n'était que la suite de ces ulcérations qu'on rencontre si fréquemment dans le cours de la grossesse.

Je la cautérisai plusieurs fois et sous l'influence de ces cautérisations elle se rétablit complètement de deux nouvelles couches sans aucune suite fâcheuse, et pendant quelques années je la perdis de vue.

Enfin, au mois d'octobre dernier, elle vint me revoir pour une nouvelle affection utérine suivie d'un quatrième accouchement. Elle se plaignait de métrorrhagies abondantes et en outre elle accusait des pertes considérables d'un liquide sanieux, d'une odeur nauséeuse.

Le toucher me fit constater la présence entre les lèvres du colé d'une tumeur irrégulière, bosselée, de la grosseur d'une noix verte, c'est-à-dire encore recouverte de son enveloppe formée de granulations analogues aux végétations polyformes du col. Il me fut également facile de voir que les lèvres de l'organe étaient exemptes d'altérations et sans adhérences avec la tumeur. L'examen au spéculum vérifia mon diagnostic. Je vis, faisant hernie entre les lèvres du museau de tanche, une tumeur d'un rouge assez vif, formée de végétations granuleuses, se réunissant en lobules et séparés eux-mêmes par des sillons plus ou moins profonds.

Il s'écoulait une sérosité louche, grisâtre, d'une odeur nauséabonde. Mais la malade était grosse, fraîche, bien portante. Je pensai donc que nous avions affaire à des débris placentaires et j'en essayai l'extraction, mais les adhérences étaient trop fortes, je ne pus les rompre. J'annonçai alors à la malade qu'il lui faudrait subir une opération, et en attendant je prescrivis l'ergotine. Je n'obtins aucun résultat, et au bout d'un mois elle revenait me voir.

Les métrorrhagies avaient persisté. Il y avait toujours cet écoulement de sérosité grisâtre, infecte, dont je vous ai parlé, mais avec cette particularité que tanôt le suintement était continu, tantôt c'étaient de véritables pertes, un flot de liquide qui tout à coup inondait la malade et dont nous ne pouvions nous expliquer l'irruption subite que par la présence d'un bouchon obstruant l'orifice du col, par l'accumulation du liquide dans la cavité utérine. Par le toucher nous constatâmes que la tumeur avait acquis un développement considérable. Elle faisait hernie à travers les lèvres du col et s'évasant comme une sorte de champignon remplissait presque complètement le cul-de-sac postérieur du vagin. Cependant j'étais toujours persuadé que nous avions affaire à une tumeur placentaire greffée sur l'utérus et y vivant comme un parasite. La malade refusa d'entrer à l'hôpital.

Quand elle revint au mois de décembre les choses avaient bien changé. L'amaigrissement avait fait de rapides progrès, les chaires étaient flasques et le visage offrait cette teinte jaune, indice de la cachexie cancéreuse. Les liquides vaginaux exhalaient toujours une odeur infecte, mais il y avait eu dans l'intervalle quelques accidents bizarres. J'avais recommandé quelques injections de perchlorure de fer quand un jour l'écoulement se supprima. Aussitôt éclatèrent des accidents fort graves : prostration extrême des forces, suffocations, sueurs abondantes, enfin vomissements de matières sanieuses et dont l'odeur, au dire de la malade, rappelait de tous points celle de ces pertes utérines.

Le toucher nous permet aujourd'hui de constater les mêmes phénomènes qu'au début mais plus accusés ; la tumeur est plus granulée, plus fissurée. Elle est également plus grosse, atteint le volume d'une petite orange et s'épanouit dans le cul-de-sac vaginal. On arrive plus difficilement sur le col. Les lèvres paraissent encore saines, cependant je ne pourrais affirmer qu'elles sont absolument libres de toute adhérence, au moins à droite. Enfin la tumeur a changé de consistance. Elle était molle, maintenant elle est fragile, friable, il est difficile d'en détacher des morceaux, et cette fragilité a une signification fâcheuse. Par le toucher rectal, on s'assure que le corps de l'utérus présente à peu près son volume normal, on le constate encore mieux par la palpation abdominale. De la surface de la tumeur suinte toujours un liquide sanieux, fétide.

L'examen au spéculum nous fait aussi constater un changement dans l'aspect de la tumeur. Au lieu d'une surface d'un rouge vif, uniforme, on voit une surface fissurée, dont les sillons sont marqués en noir par du sang coagulé et çà et là quelques points grisâtres dus à une gangrène moléculaire. Pour compléter l'examen on porte quelques-unes de ces granulations sous le champ d'un microscope qui y montre de nombreuses cellules épithéliales et éléments du sarcôme.

Observation XXIX.

(Bulletin de la Société anatomique, 2e série, t. XVII, p. 235). — Cancer de l'utérus. Kyste de la trompe de Fallope.

M. Bouilly, interne des hôpitaux, fait voir un cancer du bord droit de l'utérus, recueilli chez une femme morte dans le service de M. Bucquoy, à l'âge de 50 ans. On remarque, en outre, un kyste de la trompe de Fallope, assez volumineux et nettement isolé de l'ovaire.

Observation XXX.

Epithéliome à cellules cylïndriques du corps de l'utérus. — Thromboses avec phlébolithes dans les plexus ovariens. — Embolies pulmonaires. — Mort subite. — Par G. Hayem, médecin des hôpitaux et G. Graux, interne des hôpitaux ; extrait du *Progrès médical*, 1874, page 559.

Aug... Cath..., agée de 74 ans, entre le 7 mai 1874 à l'hôpital Baujon, salle Saint-Paul.

Cette femme, souffrante depuis une quinzaine de jours environ, présente lors de son entrée, des symptômes d'embarras gastrique, sans fièvre ; un peu de dyspnée que n'explique pas l'examen de la poitrine, mais surtout une grande faiblesse et toutes les apparences d'une cachexie profonde. Les renseignements qu'elle fournit sur ses antécédents sont très-obscurs ; elle répond très-mal aux questions qu'on lui pose, de sorte qu'il est difficile de reconstituer l'histoire de sa maladie. Ce qu'on sait, c'est qu'elle tousse un peu depuis plusieurs mois, qu'elle souffre dans le ventre et qu'elle est plus malade depuis quinze jours.

L'examen ainsi réduit aux signes physiques n'apprend rien de particulier, en dehors de l'état saburral des voies digestives, de la dyspnée et de la cachexie. Celle-ci ne présente pas d'ailleurs de caractère spécial, pas de teinte jaune-paille, pas de coloration ictérique. Quelques râles muqueux dans la poitrine. Rien au cœur.

Dans la nuit du 14 au 15 mai, cette malade est subitement prise d'une dyspnée et d'une oppression considérables; en même temps elle a une hémorrhagie utérine très-forte.

A la visite du 15, on la trouve assise dans son lit, en proie à une anxiété qui l'empêche de rester en place et la force à prendre toutes sortes de positions pour respirer; l'auscultation ne revèle cependant aucun bruit morbide.

Cette femme accuse en même temps des douleurs dans le ventre et bientôt elle est prise de vomissements. Le toucher vaginal ne fournit que des signes négatifs, le col est régulier, lisse, souple, légèrement entr'ouvert et le liquide sanguinolent qui en sort n'a pas d'odeur caractéristique.

Les vomissements sont presque incessants et la malade succombe le 16 mai dans la matinée.

Autopsie. — A la base du poumon droit, il existe une petite poche purulente contenant environ 1|2 litre de pus. Cette pleurésie diaphragmatique purulente semble être déjà ancienne en raison de l'épaisseur de ses parois.

Les poumons sont aérés, crépitants, un peu emphysémateux. En s'approchant du hile, on voit sur les coupes quelques gros vaisseaux oblitérés. Si l'on suit ces vaisseaux on reconnaît que ce sont des artères pulmonaires. En ouvrant le cœur droit on trouve l'infundibulum et le tronc de l'artère pulmonaire remplis de caillots agoniques fibrineux. Les autres organes splanchniques sont sains.

Les plexus ovariens de chaque côté sont dilatés, forment des sinuosités dans l'épaisseur du ligament large et présentent des nodosités variqueuses remplies de caillots et de phlébolithes. En incisant plusieurs de ces dilatations ampullaires et sacciformes, on voit sortir de nombreuses concrétions fibrineuses en tout semblables à celles que contenaient les artères pulmonaires.

L'utérus est régulièrement développé et présente le volume d'une orange.

Une section faite sur la ligne médiane le divisant en deux parties égales montre que les parois utérines ont partout une même épaisseur de 1 centim. 1|2 à 2 centim. et que la cavité de l'utérus est exactement remplie par une tumeur pyriforme du volume d'un œuf de poule ; cette tumeur qui s'énucléé complètement, et ne tient en aucun point aux parois utérines, a une surface externe qui reproduit assez régulièrement le moule de la cavité utérine. Sa couleur est blanc jaunâtre, sa consistance est celle d'une pâte un peu élastique. La coupe qui la sépare en deux montre qu'elle a une constitution homogène.

L'utérus ainsi vidé de son contenu, présente les particularités suivantes : d'abord ses parois sont un peu épaissies, la surface péritonéale est normale, et en aucun point il n'existe de tumeurs, mais la muqueuse paraît complètement détruite. A sa place, on voit la surface interne hérissée d'une grande quantité de villosités, de filaments, longs et grêles qui par places atteignent jusqu'à 1 et 2 centim. de longueur et flottent lorsqu'on plonge l'utérus dans l'eau. Cette lésion est limitée au corps de l'utérus ; le col est absolument sain et sa partie intra-vaginale ne présente aucune modification. Un premier examen à l'état frais permet de voir qu'il s'agit d'un épithéliome du corps de l'utérus et le microscope a confirmé cette interprétation.

Observation XXXI.

(Thèse de Dupuy sur la perforation des parois utérines par l'hystéromètre, 1874, Paris. Obs. I, p. 18. Obs. de M. Demarquay).

Il s'agit d'une femme de 60 ans, qui avait des hémorrhagies passives de l'utérus, sans douleurs. Soupçonnant la présence d'une tumeur dans la cavité utérine, M. Demarquay se décide à pratiquer le cathétérisme utérin. L'hystéromètre s'enfonça très-profondément, traversa la paroi utérine, sans que l'opérateur sentit la moindre résistance, et l'on put constater que son bouton arrivait au-dessous de l'ombilic, et buttait contre la paroi abdominale. M. Demarquay fut d'abord très-effrayé, mais il ne survint aucun accident.

Quelques mois plus tard cette femme succombait avec tous les signes du cancer du corps de l'utérus.

Observation XXXII.

(Société anatomique, séance du 12 octobre 1874, et Progrès médical, 1874, p. 695). — Cancer du corps de l'utérus, par Homolle, interne des hôpitaux.

Er..., 68 ans, est entrée le 22 août 1873, salle Saint-Basile, à la

Charité. Cette femme, un peu obèse, qui présente le faciès et la respiration un peu haletante des emphysémateux, dit avoir joui pendant de longues années d'une bonne santé; elle se souvient cependant d'avoir eu quelques douleurs de rhumatisme, sans attaques aiguës. Depuis trois ans, elle est courte d'haleine, sans avoir d'accès d'oppression comparables à l'asthme.

Il y a un an qu'elle a commencé à avoir des pertes utérines rougeâtres, un peu fétides. C'est pour ces accidents autant que pour la dyspnée qu'elle entre à l'hôpital.

Lorsque la malade est examinée, le 23 août, on remarque avec quelque étonnement l'absence de toute lésion du col utérin; la matrice est peu volumineuse et mobile ; mais il y a incontestablement des pertes fétides, et on diagnostique un carcinôme du corps de l'utérus.

La malade succombe le 10 septembre.

A l'autopsie on trouve l'utérus d'un volume normal, sans lésions apparentes à l'extérieur ; il renferme un nodule cancéreux, gros comme une noix, absolument ramolli, diffluent, très-vascularisé, situé près de l'angle supérieur gauche.

Observation XXXIII.

(Bulletin de la Société anatomique, 2e série, t. XIX, p. 689). — Corps fibreux, coexistant avec un cancer de l'utérus, par M. Hubert.

La malade est assez maigre, mais ne présente pas de teinte cachectique. Elle était entrée chez M. Anger pour une tumeur du ventre. Cette femme, qui a eu plusieurs enfants, est encore réglée. Ses règles sont abondantes et douloureuses; quelquefois, mais rarement, elle perd du sang en dehors de l'époque menstruelle. Elle a des pertes en blanc, très-peu abondantes, ne survenant pas en dehors des règles, mais il n'y a pas d'écoulement sanieux roussâtre.

Cette femme éprouve, en outre, dans la région hypogastrique quelques douleurs continues, augmentant par la marche, mais n'offrant jamais un grand degré d'acuité.

Constipation assez marquée, aucun trouble.

Par le palper abdominal, on sent une tumeur dure, bosselée, occupant à peu près exactement la ligne médiane.

Par le toucher rectal, on retrouve la tumeur avec la même consistance, et une configuration analogue. Par le toucher vaginal on sent une saillie arrondie de consistance élastique : *la muqueuse utérine est normale à ce niveau, elle ne présente ni ulcération, ni végétation.*

Cet examen ne détermine aucun écoulement de sang. Le toucher vaginal, combiné au palper abdominal, fait voir que les mouvements imprimés au col se transmettent à la tumeur abdominale, mais d'une façon très-incomplète.

La malade éprouve une sensibilité assez vive du ventre, attribuée à une péritonite. Les douleurs deviennent moins vives, mais au moment où la malade allait quitter l'hôpital, elle est prise de pleurésie purulente et meurt.

Autopsie. — Elle fait constater la présence d'un corps fibreux dans la lèvre antérieure du col de l'utérus. Mais on est tout étonné de voir que la masse principale, les bosselures que l'on sentait par le palper à travers l'abdomen, ne sont point constituées par des corps fibreux, mais au contraire par des tissus cancéreux. En effet, du fond de l'utérus se détachent des masses indurées qui se répandent en masse dans le mésentère jusque près l'intestin. En dehors de ce groupe principal se rencontrent quelques noyaux de même aspect et probablement de même nature.

Les ganglions lombaires et iliaques sont considérablement augmentés de volume, et offrent quand on les divise, un aspect et une consistance médullaire.

Une coupe pratiquée sur la ligne médiane, donne issue à deux cuillerées à bouche d'un liquide jaune rougeâtre, avant même que le couteau n'ait atteint les tissus solides qui semblaient former à eux seuls la masse pathologique. La coupe démontre d'une façon encore plus tranchée la différence de nature qu'un examen antérieur avait déjà fait entrevoir. *La tumeur qui occupe le fond de l'utérus* est manifestement de nature cancéreuse. En outre, l'examen histologique pratiqué par M. Hayem, constate que l'on a affaire à un sarcôme médullaire, tandis que la production observée dans le col, offre la structure normale des corps fibreux.

La muqueuse utérine n'offre aucun changement, ni dans sa couleur, ni dans son épaisseur. Trois kystes, remplis d'un liquide séro-sanguinolent, existent à la face externe de la tumeur.

Observation XXXIV.

Cancer encéphaloïde intra-utérin chez une femme de 50 ans, pluripare ; Traité clinique des maladies des femmes de Robert, Barnes, 1876, page 708).

« J'ai vu, avec Byass et Saunders, une dame de 50 ans environ, pluripare, qui n'était plus réglée depuis deux ans. Depuis trois ans, elle avait une perte séro-sanguine constante, et sa santé avait beaucoup souffert ; je trouvai un col de volume normal, un orifice fermé, l'utérus était mobile, le corps était gros, ferme, sa forme était régulière. Nous hésitons entre un polype intra-utérin, ou fibroïde, et une tumeur maligne du corps ; j'indiquai la dilatation pour permettre d'examiner l'intérieur de l'utérus. Quatre mois après, la malade mourut, et Saunders m'écrivit ce qui suit : « Nous reconnûmes que c'était un cancer encéphaloïde du corps utérin ; les circonstances suivantes sont remarquables : la durée de la maladie, environ quatre ans ; l'absence de douleurs vives ; l'absence d'hémorrhagies, la perte n'était que de la sérosité teinte de sang et fétide ; elle s'arrêta brusquement un mois avant la mort ; l'intégrité parfaite de l'orifice, jusqu'au dernier moment ; le col était peu épaissi et avait conservé sa contractilité.

A l'autopsie, nous trouvâmes tout le fond de l'utérus en putrilage, présentant l'aspect d'un encéphaloïde, dont l'existence nous fut démontrée par le microscope. La malade succomba à son asthme, n'ayant présenté jusqu'à la fin aucun signe marqué de cancer : cependant j'ai été conduit à le diagnostiquer par la cachexie et les progrès de la faiblesse que rien ne m'expliquait. Les autres organes ne renfermaient aucun dépôt secondaire, le foie avait subi la dégénérescence amyloïde. »

Observation XXXV.

Cancer du corps utérin chez une femme vierge de 55 ans ; Traité clinique des maladies de l'utérus, par Demarquay et O. Saint-Vel. Paris, 1876, p. 529.

Le 27 mai 1869, entre à la Maison municipale de santé une vieille demoiselle qui depuis plus d'un an, souffre de pertes utérines. En déprimant l'hymen, le doigt sent, en contournant le col qui est porté en arrière, et ne donne aucune sensation indiquant qu'il soit le siége d'une altération, un gonflement, une induration circulaire, qui appartient au corps et lui donne comme une forme globuleuse. En portant l'index en arrière, il pénètre un peu dans l'intérieur du col et perçoit une sensation molle comme s'il touchait du velours d'Utrecht. C'est que la muqueuse du col est, comme celle du corps, le siége de l'altération qui n'intéresse pas le tissu et les parties extérieures du corps. Cet écoulement teinté en rose, les hémorrhagies antécédentes, la sensation que donne le corps, celle que procure le toucher de la cavité cervicale, dénoncent le cancer de la cavité du corps de l'utérus, forme rare qui pourrait être confondue avec l'état granuleux de Recamier ; mais outre ses caractères, c'est dans la vieillesse que s'observe cette forme de cancer.

Cette femme, qui a 55 ans, a cessé d'être réglée il y a six ans. Elle ne se portait pas mal, lorsqu'il y a quatre ans, elle fut prise, dans la même année, de deux hémorrhagies violentes survenues sans douleurs. Elle a eu depuis d'autres hémorrhagies, et c'est depuis un an seulement qu'avec des douleurs modérées s'est montré un écoulement rosé presque constant. Elle a employé différents remèdes : bains, lotions narcotiques et émollientes. Depuis quatre mois les douleurs sont plus continues, l'écoulement est plus abondant, et il est survenu un peu de diarrhée. Rien du côté de la miction.

Le 31. Les douleurs ont diminué sous l'influence des suppositoires à l'iodoforme (1 gramme d'iodoforme par suppositoire).

8 juin. Après un état saburral et des douleurs dans le membre inférieur gauche, il y est survenu une phlébite plastique, comme on en observe dans la phthisie et le cancer.

Le 10. L'état est le même. La jambe est moins gonflée.

Le 15. Avec de la fièvre qui a débuté il y a trois jours, surviennent des vomissements qui résistent à la potion Rivière.

L'état s'aggrave rapidement. Les vomissements sont presque continuels. Il existe en outre un ictère qui annonce que le foie est le siége de tumeurs cancéreuses secondaires. La malade succombe le 20 juin.

Observation XXXVI.

Cancer primitif du corps de l'utérus ; généralisation au système lymphatique, par M. Kirmisson, interne des hôpitaux. Progrès médical, 1876, p. 27.

Borgne (Jeanne), 55 ans, domestique, entre le 24 mai 1875 à l'hôpital Necker, service de M. Guyon. Toujours d'une bonne santé jusqu'à sa maladie actuelle qui a débuté au mois de février 1874. Cette femme a eu six enfants, le dernier il y a dix-huit ans. Son mal a commencé par une douleur dans le talon droit, douleur fixe s'exaspérant par la pression qui persista jusqu'au mois de mai de la même année. Alors, elle cessa brusquement pour faire place à une douleur dans l'aine et dans la fosse iliaque du même côté; en même temps le ventre se ballonna et la malade éprouva quelques troubles digestifs; au mois de juillet, la douleur du ventre disparut, et aussitôt le gros orteil du côté droit commença à enfler; l'enflure gagna les autres orteils, puis bientôt le pied, la jambe, la cuisse correspondante, et au bout de cinq mois, c'est-à-dire vers la fin de novembre, elle avait atteint les proportions énormes qu'elle présente encore actuellement.

En même temps que parut l'enflure du membre inférieur droit, la malade remarqua sur la partie latérale gauche du cou une grosseur qui persiste encore aujourd'hui.

Ce qui frappe le plus à l'examen de la malade, lors de son entrée, c'est le volume considérable du membre inférieur droit. En un mot l'aspect du membre est tout à fait semblable à celui qu'il présente dans l'éléphantiasis des Arabes. Mais la malade n'a jamais quitté la France et de plus la tumeur du cou fait penser à l'existence d'autres tumeurs semblables.

En effet on sent par une palpation profonde dans la région du flanc droit une tumeur dure, lobulée, tout à fait immobile. Il existe aussi de l'empâtement dans la région iliaque gauche et au niveau de l'épigastre. Tous ces caractères donnent l'idée d'une affection généralisée au système lymphatique.

La malade est soumise à l'usage de l'arséniate de soude; au bout de quelques jours il y a un peu d'amélioration, mais cette amélioration n'est que passagère et la malade succombe le 30 septembre 1875.

A l'*autopsie*, on constate l'existence d'un double épanchement séreux très-abondant dans les plèvres. Cœur, estomac, rate et reins normaux; le foie présente de nombreux noyaux de dégénérescence cancereuse.

C'est le corps de l'utérus qui semble avoir été le point de départ des lésions; il présente en effet un volume considérable; sa paroi mesure plus de 2 centimètres d'épaisseur. La coupe de son tissu permet de découvrir de nombreux noyaux cancéreux ; l'un d'eux proémine dans l'intérieur de la cavité utérine.

La surface de l'organe présente sur la partie postérieure un ganglion du volume d'un noyau de cerise, rempli d'une matière calcaire, adhérant intimement au tissu de l'utérus et siégeant près de son bord supérieur. Le revêtement péritonéal de l'organe est parsemé d'un grand nombre de points épaissis faisant saillie à la surface et occupant surtout la face antérieure et les bords latéraux de l'uterus ; le col utérin est parfaitement sain ; on peut suivre dans le ligament large du côté droit une chaîne de ganglions pelviens qui sont le siége d'une dégénérescence cancéreuse, de même que les ganglions de l'aine droite au milieu desquels sont comprises l'artère et la veine crurale remplie de caillots cruoriques.

Observation XXXVII.

Carcinômes développés dans deux myomes attenant à l'utérus et faisant saillie dans la cavité péritonéale. (Publiée par M. Boissier, interne des hôpitaux, et Cornil, chef du laboratoire d'histologie de la Charité, dans le Progrès médical de 1876, p. 697.)

La nommée R..., âgée de 53 ans, cuisinière, entre le 6 juin 1875 à la Charité, dans le service de M. Empis.

Bons antécédents héréditaires, bonne santé jusqu'à ces derniers temps. Une seule grossesse à 21 ans, sans accidents. Début de la maladie lent et sourd. Depuis plusieurs mois, elle se plaignait de douleurs lancinantes abdominales, surtout après les repas, et de crampes assez fortes dans les jambes. A cette époque aucune tumeur abdominale. Ce n'est que depuis deux mois que l'appétit a disparu, que les forces de la malade se sont rapidement perdues, en même temps que le sommeil. C'est alors qu'elle s'est aperçue que son ventre était dur, douloureux à la pression. Rien du côté de la menstruation. Quelques flueurs blanches depuis un an. Ménopause depuis dix ans.

Etat actuel. — Teinte profondément cachectique, amaigrissement extrême. Ventre distendu par une grande quantité de liquide. En déprimant ce liquide, on sent sur la ligne médiane, au-dessous de l'ombilic, une tumeur dure, résistante, globuleuse dont on apprécie mal les limites à cause de l'abondance du liquide. Au-dessus et dans toute la région abdominale, le ventre est dur, douloureux à la pression ; on y sent en maints endroits des inégalités et des bosselures qui se laissent déplisser en totalité sous l'influence d'une pression légère, mais continue.

Par le toucher vaginal et la palpation abdominale combinés, on a la sensation d'une tumeur complètement adhérente à l'utérus et suivant ses mouvements. Le col n'est pas entraîné en haut par le gros de la tumeur ; il est à gauche en arrière et assez difficile à trouver, il n'est pas entr'ouvert et ne paraît pas déchiqueté.

Le 7 juin on fit une ponction abdominale qui donna issue à 5 litres 1[2 d'un liquide sanguinolent contenant des grumeaux blanchâtres en assez grande quantité. L'examen microscopique du liquide fait par M. Cornil permet d'affirmer qu'il s'agit d'un carcinôme.

La malade mourut le 16 juin.

Autopsie faite par M. Cornil. Il paraît manifeste que le carcinome ayant débuté dans la capsule surrenale droite avait atteint consécutivement les myomes, et les ganglions iléo-lombaires.

Par le toucher vaginal, on note que le col de l'utérus est petit et resserré; le col est libre, mais le corps confondu avec la masse de la tumeur. Les mouvements imprimés à l'utérus se transmettent à cette masse; cependant on sent à droite une petite grosseur paraissant adhérente bien qu'indépendante. Vessie normale. La partie principale de la tumeur est bosselée, et a des points ramollis paraissant constitués par des kystes. Ailleurs, la tumeur, qui a le volume d'un cerveau d'adulte, présente des tumeurs secondaires hémisphériques, surtout abondantes en bas. L'incision du vagin fait arriver sur le col qui est petit. On peut introduire à grand'peine un stylet dans l'orifice; le col est très-long, et derrière le museau de tanche fermé, il y a un liquide colloïde. Petits kystes à l'intérieur du col.

Le corps de l'utérus est coudé presque à angle droit sur le col, sa cavité renferme une tumeur qui fait corps avec la paroi du tissu utérin et est constituée par des fibres blanches disposées en cercles concentriques.

Au-dessus du point où se termine le corps utérin, on note deux gros noyaux dont l'un est mou avec un centre jaunâtre caséeux, de la grosseur d'une petite noix; l'autre est petit, formé par un tissu serré et dense avec des points jaunes et noirâtres.

Observation XXXVIII (Inédite).

(Recueillie par M. Weiss, interne dee hôpitaux, dans le service de M. Alp. Guérin, à l'Hôtel-Dieu). — Cancer de l'utérus, ayant atteint le col, consécutivement.

La nommée Bogony (Clémence), âgée de 50 ans, est entrée le 8 mars dernier à notre service. Avant l'affection dont elle se plaint actuellement, cette femme n'avait jamais été malade. Cependant sa santé avait toujours été très-délicate. Réglée à l'âge de 15 ans, elle s'était mariée, mais n'avait jamais eu d'enfants. La ménopause était arrivée à l'âge de 45 ans; à ce moment cette femme était encore bien portante; ce n'est que deux ans après, en 1873, qu'elle fut prise assez subitement de pertes blanches très-abondantes. En même temps, elle éprouvait de vives douleurs dans le ventre; ces douleurs étaient analogues à celles qui précèdent l'arrivée des règles. Néanmoins, la malade n'eut à aucun moment de métrorrhagie véritable; à trois reprises seulement, elle vit apparaître un peu de sang, sans qu'elle puisse préciser l'époque exacte de ces hémorrhagies. Indépendamment de ces symptômes, elle ne présenta du côté des autres organes que des troubles fonctionnels peu importants. Elle avait parfois de la diarrhée et de la douleur pendant la miction.

Cet état persista ainsi pendant trois ans, en s'aggravant très-lentement, ce que l'on pourrait peut-être rapporter à l'absence d'hémorrhagie. Au moment de son entrée à l'hôpital, cette femme présentait l'état suivant :

Elle est considérablement amaigrie et a perdu beaucoup de ses forces, surtout dans les derniers temps. Son facies a une teinte jaune-paille assez caractéristique. Ses fonctions digestives sont languissantes; les douleurs qu'elle a éprouvées dans le ventre ont à peu près disparu. Les pertes blanches sont actuellement insignifiantes, et n'ont pas d'odeur. Mais ce sont les signes objectifs, que présente la malade, qui offrent surtout de l'intérêt. Le toucher vaginal révèle l'existence d'une tumeur dure, bosselée, faisant une saillie considérable dans le vagin qu'elle obstrue presque entièrement, et arrivant jusqu'à la vulve. Cette tumeur est si volumineuse, qu'il est impossible d'explorer complètement les culs-de-sac du vagin, et de dire si le col utérin existe encore ou s'il est envahi par le néoplasme. Ce qui augmente encore la difficulté, c'est que l'on ne peut contourner la partie saillante de la tumeur, qui n'est libre que dans sa moitié inférieure, et qui paraît adhérente à la paroi supérieure du vagin. L'introduction du spéculum est absolument impossible; aussi ne peut-on dire s'il existe sur la tumeur un orifice conduisant dans la cavité de l'utérus. La tumeur est, avons-nous dit, très-consistante; elle donne assez exactement la sensation d'un enchondrome.

La palpation de l'abdomen, combinée avec le toucher vaginal, ne permet de sentir, ni dans les fosses iliaques, ni dans la région hypogastrique, de tumeur bien appréciable.

En pratiquant le toucher rectal, on peut s'assurer que la tumeur sentie par le vagin, occupe presque tout le petit bassin, et qu'elle remonte au delà des limites que le doigt peut atteindre. Cette portion sans être fluctuante, paraît moins dure que celle dont nous venons de parler.

En présence des signes présentés par la malade, le diagnostic reste forcément incertain. En raison de la marche spéciale de la maladie, de la teinte jaune caractéristique, de l'amaigrissement progressif de la malade, M. Guérin croit pouvoir affirmer la nature maligne de la tumeur, tout en faisant des réserves sur sa nature et son point de départ.

Pendant les jours qui suivirent l'entrée de cette malade à l'hôpital, son état resta à peu près stationnaire. Mais les choses changèrent de face vers le 10 avril 1876. La malade éprouva de nouveau de vives douleurs dans le ventre, en même temps que se produisaient un tympanisme abdominal considérable, et une constipation opiniâtre. Des gaz étaient cependant encore rendus par l'anus. Bientôt des nausées et des vomissements vinrent se joindre aux signes précédents. Cet état persista malgré l'emploi de purgatifs et de lavements répétés. Il devenait de plus en plus évident qu'il se produisait une obstruction intestinale, déterminée par la compression qu'exerçait la tumeur sur le gros intestin.

22 avril. Sous l'influence d'un purgatif énergique et d'insufflations rectales avec un soufflet, la malade a eu une selle peu abondante, absolument liquide. Malgré cela les signes de l'étranglement interne persistent; les vomissements deviennent fécaloïdes; le ballonnement du ventre se prononce de plus en plus; les anses intestinales, surtout celles du gros intestin, se dessinent de la façon la plus caractéristique. Des eschares se produisent au

sacrum. La constipation reste opiniâtre. Après quelques alternatives de bien et de mal, la malade épuisée par ses souffrances, et ne pouvant plus se nourrir, finit par succomber le 5 mai.

Autopsie : à l'ouverture du corps, on constata dès l'abord une dilatation énorme des anses intestinales qui font hernie dès que la paroi abdominale est incisée. Il semble qu'elles aient atteint leur maximum de distension possible, et qu'elles soient près d'éclater; car leurs parois sont d'une friabilité telle qu'elles se déchirent en plusieurs endroits, et qu'il est difficile de dire si une perforation a existé pendant la vie. Dans le bassin, on constate l'existence d'une tumeur qui est formée par l'utérus tout entier, occupant donc à la fois le corps et le col de cet organe. On peut en effet en détacher toutes les anses intestinales, qui ont contracté des adhérences avec la tumeur, retrouver la forme de l'utérus (un peu altérée il est vrai), et reconstituer les culs-de-sac périutérins.

Les ovaires sont englobés dans les parties latérales et postérieures de la tumeur; ils sont manifestement dégénérés; les trompes sont dilatées et remplies d'un liquide purulent.

Lorsqu'on vient à pratiquer une coupe antéro-postérieure de la tumeur, sans la diviser complètement, on remarque que la coupe prend une forme ovalaire.

Les diverses parties de la tumeur n'ont pas la même consistance. Dans la portion correspondant au corps de l'utérus, le tissu morbide est ramolli dans la partie centrale et présente une consistance caséeuse, analogue à celle des tumeurs tuberculeuses. La coque périphérique a au contraire conservé une certaine dureté. Au niveau du col, les tissus sont fermes et résistants ; il y a là à première vue deux phases dans le développement de la tumeur : l'une plus anciene correspondant à une période de régression de la tumeur, l'autre plus récente donnant une idée de l'état anatomique primitif du tissu morbide.

La cavité de l'utérus n'est pas effacée, et elle communique avec celle du vagin par l'orifice du col. Cet orifice se trouve à la partie supérieure de la tumeur vaginale et un peu sur sa partie latérale gauche. Le col est libre dans la cavité du vagin, mais il était appliqué si intimement contre la paroi supérieure du vagin, que l'on conçoit bien qu'on n'ait pas pu le contourner pendant la vie.

Quant à l'intestin il est étranglé au niveau de la partie supérieure du rectum par un prolongement circulaire de la tumeur. A ce niveau, en effet, on constate l'existence d'une sorte d'anneau étreignant le calibre de l'intestin, mais le néoplasme n'a encore envahi que les tuniques extérieures et non la muqueuse, qui ne présente que quelques légères ecchymoses. Toute la portion du rectum située au-dessous est considérablement rétrécie; elle est entourée par des tissus indurés, mais cette induration ne paraît que le résultat d'une inflammation de voisinage.

Indépendamment de ces lésions on constate de chaque côté du bassin l'existence de ganglions dégénérés, reliés au reste de la tumeur par des traînées lymphatiques très-facilement appréciables. Un des ganglions plus gros que les autres, se trouve un peu en arrière et au-dessous du tronc sous-pubien, à la base des ligaments larges.

Le reste des organes de la malade ne présente rien à relever. On ne constate la présence de ganglions cancéreux dans aucune autre partie du corps.

L'examen microscopique, pratiqué avec soin, a montré qu'il s'agissait d'un carcinome proprement dit de l'utérus, mais en voie de régression graisseuse. La dégénérescence du tissu morbide était surtout marquée au niveau du corps de l'utérus, où l'on ne retrouvait plus aucun élément cancéreux proprement dit, et où l'on constatait l'existence de nombreux corpuscules graisseux. Au niveau du col utérin, l'altération était moins avancée; et en certains points, on trouvait le tissu cancéreux primitif dans toute son intégrité. Cependant les cellules cancéreuses présentaient déjà de petites granulations graisseuses dans leur intérieur, et leur nucléole était moins brillant; en d'autres points, les cellules cancéreuses ne se trouvaient plus que par îlots, au milieu d'une trame, donnant l'idée d'une tumeur fibro-plastique. Néanmoins la nature cancéreuse de la tumeur était suffisamment affirmée par l'existence de cellules cancéreuses vraies.

« *Le cancer aurait donc débuté par le corps de l'utérus pour gagner le col par propagation.* »

Observation XXXIX (Inédite).

(Prise à la ville par M. le Dr A. Marchaud).

Mme L..., 62 ans, a toujours joui d'une excellente santé. Elle a été deux fois enceinte, a accouché fort heureusement et n'a souffert d'aucune complication digne d'être signalée. Elle a cessé de voir ses règles vers l'âge de 48 ans, il y a quatorze ans environ par conséquent. L'époque de la ménopause n'a été signalée par aucun incident; la santé n'a cessé d'être parfaite. Il y a quinze ou seize mois environ, elle s'aperçut pour la première fois que les parties génitales étaient mouillées par un écoulement peu abondant d'abord, qui n'offrait aucun caractère spécial, et n'attirait l'attention que par son existence même. La malade ne s'inquiéta pas autrement. Elle avait entendu parler de personnes déjà âgées qui avaient sans préjudice pour leur santé offert des phénomènes semblables.

Ce ne fut que devant la persistance de cet écoulement et les inconvénients légers qui en résultaient qu'elle se décida à consulter un médecin; trois ou quatre mois environ (la malade ne peut préciser davantage) après le début des accidents. L'examen fut pratiqué à cette époque et l'on crut reconnaître quelques excoriations légères du museau de tanche que l'on regarda comme la cause du mal. Des cautérisations au nitrate d'argent furent conseillées et pratiquées pendant plusieurs mois. Le traitement n'amena aucun résultat; il est vrai de dire que d'un autre côté l'état de la malade semblait n'avoir subi aucune aggravation.

Fatiguée par la persistance de ce que l'on ne considérait que comme une affection sans importance, la malade désira que M. Marchand s'adjoignît à son médecin ordinaire. Cet examen eut lieu au mois de janvier 1876, six mois environ après le commencement du traitement. Dans les signes fournis par l'examen local le toucher aussi bien que l'examen au spéculum furent à peu près complètement négatifs. Le toucher permit de constater que le col était presque effacé, avait partout une consistance molle, mais était légèrement entr'ouvert; la cavité admettait facilement la pulpe de l'index; à part cette dilatation un peu anormale on ne constatait rien de particulier. La partie de la cavité cervicale que l'on pouvait atteindre n'offrait rien d'insolite, les culs-de-sac étaient libres, l'utérus en bonne position, parfaitement mobile, les pressions, les mouvements imprimés à l'appareil utérin complètement indolores; du reste, nous le répétons, l'organe entier avait tous les caractères d'un utérus dont le volume et le poids sont normaux; aucun retentissement sur les organes du voisinage, la miction, la défécation étaient absolument normales; la santé générale n'était nullement altérée, toutes les fonctions organiques s'exécutaient parfaitement et la malade ne se plaignait d'aucune sensation douloureuse ou locale, ou symptomatique, dans la direction des plexus et des nerfs qui sont si souvent affectés dans les maladies utérines quelle que soit leur nature. L'écoulement était purement séreux, assez abondant pour tacher le linge, mais ne présentait aucune teinte suspecte; de plus il n'avait aucune odeur particulière. La persistance de ce phénomène fit penser immédiatement à l'existence possible d'une affection d'une certaine gravité de siége intra-utérin. La persistance de l'écoulement et l'état de dilatation du col dont le tiers était légèrement ramolli et permettait l'introduction du doigt ; l'âge de la malade, plaidaient en faveur de cette opinion. On dut rejeter l'idée d'une tumeur de quelque volume née dans la cavité utérine; outre que la malade n'avait présenté aucun des symptômes rationnels qui accompagnent le développement de ces tumeurs, la mobilité et la légèreté de l'utérus donnaient la presque certitude que l'organe avait son volume à peu près normal, ce qui n'aurait pas été dans le cas d'un néoplasme intra-utérin. De plus, l'absence de douleurs et de tout écoulement sanguinolent rendait encore le diagnostic plus embarrassant.

Les cautérisations furent cessées et la malade soumise à un régime tonique et tenue en observation.

L'hiver n'apporta que peu de changement; l'écoulement persista avec ses caractères, et la malade commença à s'inquiéter et à maigrir quelque peu. Au mois d'avril, elle fut de nouveau soumise à notre observation; l'état général s'était quelque peu modifié; les muqueuses sont un peu décolorées, la malade accuse une certaine fatigue lorsqu'elle marche quelque temps. Elle se plaint d'une petite toux sèche, convulsive qui n'amène l'expulsion d'aucun crachat et qui persiste depuis quelque mois; cette toux du reste ne reconnaît aucune cause appréciable ; les signes fournis par la poitrine sont absolument négatifs. L'appétit est assez bien conservé. Les phénomènes du côté de l'appareil utérin se sont quelque peu modifiés ; l'écoulement est peut-être un peu plus abondant, il offre de temps à autre une coloration rosée peu intense mais reconnaissable cependant. Il n'offre cette teinte du reste qu'à la suite d'un phénomène indiquant qu'un mouvement fluxionnaire a porté du côté du système utérin. A la suite d'une marche un peu forcée, d'une station plus prolongée que de coutume, souvent sans causes bien appréciables, la malade ressent une pesanteur douloureuse dans le bas-ventre; cette sensation de plénitude est parfaitement signalée ; porte sur les aines, sur le rectum, la vessie même; des tiraillements sont ressentis vers la région lombaire. Ces accidents cèdent du reste rapidement ; un peu de repos suffit à les faire disparaître. Le lendemain l'écoulement a pris une teinte légèrement colorée.

La malade signale même la présence de très-petits caillots dans les eaux du lavage. L'état local ne présente aucune modification; cependant l'utérus est un peu moins mobile, il semble plus lourd; quand on le soulève, on sent son fond faire saillie au-dessus du pubis. Fait très-important et qui enlève immédiatement tous les doutes que l'on aurait pu conserver, l'écoulement présente l'odeur fétide et caractéristique de l'épithéliome ulcéré.

M. Bernutz, appelé à cette époque à donner son avis, confirma complètement le diagnostic qui, du reste, avait cessé d'être douteux depuis quelque temps, grâce aux phénomènes que nous venons de signaler.

Depuis lors, l'affection continue à évoluer régulièrement les forces diminuent, l'appétit se perd, l'écoulement persiste et présente de plus en plus la teinte hémorrhagique. Aucuns phénomènes de douleur ni de compression du côté des organes pelviens.

Observation XL (Inédite).

(Recueillie à l'hôpital de la Pitié, dans le service de M. le professeur Verneuil. — Cancer primitif du corps de l'utérus. — Mort, sans autopsie.)

Le 23 octobre 1875, est entrée à l'hôpital de la Pitié une nommée Rose Megny, âgée de 55 ans, exerçant la profession de couturière. Elle fut couchée au lit n° 20 dans le service de M. le professeur Verneuil, salle Saint-Augustin.

Cette femme, grande et forte, est née en Suisse, mais elle habitait Paris depuis sa jeunesse. Mariée à 20 ans, elle n'a jamais eu eu d'enfants ni de fausses couches. Elle fut réglée à l'âge de 12 ans et demi, et depuis cette époque jusqu'à 50 ans elle l'a été bien régulièrement. Les menstrues étaient peu abondantes et duraient environ trois jours. Elle a toujours eu des flueurs blanches qu'elle traitait par des injections et qu'elle attribue aux travaux pénibles qu'elle s'est imposés. A part cela, sa santé était excellente, et elle n'a jamais été malade ni dans son enfance ni plus tard. Il n'y a pas de traces de scrofule ou de syphilis ; pas d'antécédents héréditaires, soit chez ses parents qui sont morts très-âgés, soit dans le reste de sa famille. Une seule chose à noter, c'est que cette malade est devenue sourde peu à peu, sans écoulement ni souffrances du côté des oreilles. Elle l'est au point que, pour communiquer avec elle, nous avons du écrire notre interrogatoire.

La première atteinte de la maladie actuelle de cette femme date de 1873, trois ans après qu'elle ne voyait plus ses règles. Elle a remarqué qu'elle perdait en blanc plus que de coutume ; puis ces pertes blanches se sont augmentées peu à peu, en même temps que l'écoulement se teignait en rose. Tout à coup, dit la malade, sans aucune cause, le sang est arrivé à flots. A ce moment, elle dut garder la chambre, où elle resta sept mois consécutifs. En même temps que ces métrorrhagies apparurent des douleurs sourdes, d'abord dans le dos et les lombes ; puis elles changèrent de place et se firent sentir dans tout le ventre. Elles étaient intermittentes et arrivaient par crises. A ce moment, elle se faisait soigner chez elle par un médecin qui, pensant avoir affaire à une métrite, la fit vomir plusieurs fois ?... lui donna des injections astringentes, des toniques, etc. Ce traitement fut, bien entendu, sans résultat ; les métrorrhagies continuèrent, la malade commença à s'affaiblir et à changer d'aspect, et ses dernières ressources étant épuisées, elle entra à l'hôpital. Elle note qu'à cette époque ses pertes étaient fétides. On la toucha, et on l'examina deux fois au spéculum.

M. le professeur Verneuil ayant reconnu une affection intra-utérine de nature maligne, se borna à ordonner un traitement palliatif, une intervention active étant plus dangereuse qu'utile. On se contenta de combattre les complications de la maladie ; les hémorrhagies par les astringents ; les douleurs par des potions calmantes et des injections hypodermiques ; la diarrhée, qui était survenue, par le bismuth uni à l'opium, et les poussées de péritonite par les vésicatoires et les mercuriels.

Nous examinâmes la malade pour la première fois le 15 avril au matin. Depuis son entrée à l'hôpital, elle a toujours dû rester couchée, et ne peut plus se lever. Elle souffre de plus en plus, s'affecte beaucoup et ne se fait pas d'illusion sur la gravité de son état. A son arrivée, elle était encore forte et grasse, mais elle a beaucoup maigri depuis, et son visage, qui alors ne portait pas la trace de ses souffrances, a pris le caractère particulier aux maladies utérines. Elle accuse de vives douleurs dans le bas-ventre et surtout au-dessus du pubis ; elles s'étendent jusqu'à l'estomac en s'irradiant dans les cuisses, les jambes et les pieds des deux côtés également. Souvent elles commencent au bas des reins pour former une ceinture qui vient se terminer à la symphyse pubienne. Elles sont intolérables le soir et le matin surtout, et elle ne peut plus dormir sans injection hypodermique. Actuellement on lui en fait trois par jour. Elle a perdu l'appétit depuis son entrée à l'hôpital et mange à peine, dit-elle, comme un enfant d'un an. Après le repas, le ventre se gonfle comme s'il allait éclater. La diarrhée du début est remplacée par de la constipation ; il y a des difficultés pour aller à la garde-robe, et la miction donne une sensation de brûlure et de cuisson. La malade n'a pas la teinte jaune-paille ni terreuse; mais ses chairs sont devenues molles, flasques, ternes il n'y a pas encore d'œdème des membres inférieurs.

En découvrant cette femme pour pratiquer le toucher, on est frappé par l'odeur fétide et caractéristique du cancer utérin. Elle perd assez abondamment une eau roussâtre. L'examen local, auquel il nous faut procéder avec la plus grande douceur à cause des souffrances qu'il occasionne, nous donne les résultats suivants : par la palpation abdominale on sent une tumeur dure, irrégulière, non sonore, qui s'élève un peu au-dessus du pubis et semble occuper le petit bassin. Elle paraît comme fixée au centre, en même temps qu'il y a de l'empâtement dans les fosses iliaques, surtout à droite.

Par le toucher vaginal, le col paraît abaissé; il est petit, sain, légèrement entr'ouvert de façon à pouvoir y introduire l'extrémité de l'index. On peut le contourner, et nulle part on n'éprouve la sensation que donneraient des ulcérations ou des rugosités. Si on vient à lui imprimer le moindre mouvement, on détermine de vives douleurs dans le voisinage, et on sent que le gobe utérin est immobile.

Le cul-de-sac rétro-utérin n'existe pour ainsi dire plus, et on sent que les parois de la matrice sont déformées, irrégulières, mamelonnées. Le corps de l'utérus en avant et en arrière semble remplir le petit bassin dans lequel il est comme enclavé. En combinant la palpation au toucher vaginal, on se rend mieux compte encore de sa fixité et de son augmentation de volume; en même temps on voit que c'est par lui qu'est formée la tumeur saillante au-dessus du pubis. Le vagin est sain et ne présente rien à noter, ainsi que les autres organes du petit bassin. Les parties génitales sont baignées par un écoulement fétide, roussâtre, assez abondant.

Dans la journée du 17, la malade fut prise de métrorrhagies abondantes que l'on combattit par les moyens ordinaires, astringents, etc.

Ces métrorrhagies continuèrent jusqu'au 25 avec une intensité variable et s'arrêtèrent. Mais en même temps apparurent des symptômes qui firent penser à une hémorrhagie qui se serait produite dans la cavité péritonéale, ou à une phlegmasie de cette séreuse. La malade eut plusieurs violents frissons; le ventre devint tendu et plus douloureux à la pression; il y eut des nausées et des vomissements; la face s'altéra rapidement et prit le type abdominal. Puis, peu à peu, en même temps que cessaient les hémorrhagies externes, les symptômes généraux s'améliorèrent relativement, les vomissements cessèrent, le ventre ne fut plus aussi douloureux; la face reprit son cachet habituel. On put alors trouver dans la fosse iliaque droite, et attenant à l'utérus, une sorte de tumeur molle, élastique, que l'on ne sentait pas avant cette crise. Assez facile à limiter supérieurement, elle était plus difficile inférieurement, à cause des adhérences que le corps utérin avait contractées avec les organes voisins. M. le Dr Marchand, qui alors remplaçait M. le professeur Verneuil, pensa que l'état aigu des derniers jours avait été déterminé par un épanchement sanguin, formant la tumeur que l'on sentait à droite de l'utérus.

Le 1er mai, on remarque qu'à la suite de ces métrorrhagies les troubles généraux causés par la tumeur maligne ont augmenté. La malade s'affaiblit de plus en plus. Les membres inférieurs commencent à être envahis par l'œdème. Il y a de la fièvre le soir.

Le 8 mai même état. La fièvre continue, et à la visite du matin on trouve la malade en sueur, et les pommettes rouges. Elle se plaint de douleurs atroces pendant la nuit.

Le 15. Etat général de plus en plus grave. Le facies de la malade est très-altéré; l'œdème a envahi les parois abdominales au point de rendre la palpation difficile. Le toucher vaginal ne dénote pas de changements, sauf un peu de fluctuation à la partie postérieure, dans le cul-de-sac rétro-utérin. Le col est resté sain; il n'y a plus d'hémorrhagies, mais l'écoulement roussâtre et fétide est toujours assez abondant.

Le 22. La malade est de plus en plus œdématiée; tout fait présager sa fin prochaine. Nous ne revîmes pas cette femme, qui mourut le 4 juin, sans avoir présenté d'autres symptômes particuliers que les phénomènes ultimes de la diathèse cancéreuse.

L'autopsie ne put pas être pratiquée; mais la marche de la maladie, sa durée (trois ans environ), son début insidieux et indolore, l'âge de la malade (55 ans), les métrorrhagies, l'écoulement roussâtre et fétide, le corps de la matrice triplé de volume et tout déformé pendant que le col est resté sain, etc., sont autant de signes qui montrent clairement que, dans ce cas, il s'agissait d'un cancer primitif du corps de l'utérus.

Les quatre observations suivantes, ajoutées à la fin du travail, ne se trouvent pas placées par ordre chronologique.

Observation XLI.

(Bulletin de la Société anatomique, 2e série, t. XII, p. 152. — Cancer de l'utérus et du péritoine. — Kyste de l'ovaire, ulcères de l'estomac.

M. Dugourley, externe des hôpitaux, présente à la Société différents viscères provenant d'une femme âgée de 65 ans, morte à l'hôpital de Lariboisière, dans le service de M. Boucher, de la ville de Jossy. Cette femme avait été prise depuis quelque temps d'ascite, puis d'œdème des membres inférieurs, que l'on avait cru devoir rapporter à une cirrhose du foie. L'autopsie a démontré qu'il n'en était rien.

En effet, le foie un peu volumineux est entièrement graisseux; on trouve du côté de l'estomac et surtout de l'utérus des lésions beaucoup plus significatives. L'estomac paraît au premier abord bilobé; en l'ouvrant, on voit que le rétrécissement de son calibre vers le milieu, tient à une cicatrice rayonnée provenant, selon toute probabilité, d'un ulcère simple d'ancienne date aussi et guéri. D'ailleurs cette idée est confirmée par la présence de nouveaux ulcères ronds et ovales à bords relevés et en talus, que l'on retrouve soit dans la portion pylorique, dort dans la portion cardiaque de l'estomac.

D'un autre côté, le petit bassin renferme une masse cancéreuse ayant aplati en arrière le rectum, en avant la vessie, et ayant pour *centre principal le corps de l'utérus.* Les ovaires sont devenus le siége du kyste, et le mésentère contient un certain nombre de noyaux laissant sourdre comme le cancer du petit vagin un suc cancéreux.

On ne trouve rien d'anormal dans les autres organes.

Observation XLII.

(Extraite du Traité clinique sur les maladies des femmes de Gallard, page 585).

Il est extrêmement rare que le corps de l'utérus soit primitivement envahi avant le col, mais cependant cela se rencontre quelquefois, comme vous avez pu en voir un exemple remarquable chez une femme qui avait succombé à un cancer ulcéré de l'estomac.

Le corps de l'utérus adhérait aux organes voisins et ne formait avec eux qu'une seule masse agglutinée par ce tissu nouveau. Ses parois complètement transformées et dont il était impossible de mesurer l'épaisseur, étaient constituées par un tissu blanc grisâtre, opaque ramolli en quelques points, et très-vasculaire.

Le col utérin, quand on le touchait par le vagin, paraissait assez volumineux, bien limité, un peu dur cependant, mais sans bosselures. On sentait un orifice irrégulier, qui fut d'abord consideré comme l'orifice du col; mais, quand on eut incisé latéralement le vagin et qu'on eut examiné le col utérin à nu, on reconnut que cet orifice était une sorte de canal creusé dans la tumeur. La tumeur occupait le tissu propre du corps et du col utérin, mais le col était relativement sain car il avait gardé sa forme ou à peu près, tandis que le corps de l'utérus n'était plus qu'une masse confuse.

Voici maintenant ce que nous a montré le microscope :

Des coupes ont été faites et sur le tissu de la tumeur de l'utérus et sur le tissu de la tumeur du vagin ; sur les deux préparations on a trouvé la même altération consistant en une accumulation irrégulière de cellules de toutes formes dans des espaces lacunaires; ces alvéoles sont limitées par des travées de tissu conjonctif, çà et là les travées sont détruites, et les cellules forment tout le tissu ; dans beaucoup de points les cellules et le tissu conjonctif sont infiltrés de granulations graisseuses. Il y a beaucoup de vaisseaux adultes dans ces tumeurs qu'il convient de rapporter à l'encéphaloïde.

Le tissu musculaire utérin se reconnait encore par places, et l'on voit des fragments et des faisceaux qui ont persisté au sein du tissu nouveau; mais ces fragments nous présentent des fibres musculaires très-altérées, car elles ont toutes subi la dégénérescence granulo-graisseuse, surtout dans leurs noyaux ; aussi les reconnaît-on plutôt à leur caractère général de fasciculation qu'à leurs caractères personnels.

Observation XLIII.

Cancer des ovaires et des annexes de l'utérus sans symptômes utérins. Erreur de diagnostic. — (Bulletin de la Société anat., 2e série, t. VI, p. 159).

M. Gillette présente un exemple de cancer généralisé des organes abdominaux, recueilli sur une femme âgée de 28 ans, entrée le 16 mars, dans le service de M. Michon, à la Pitié, salle Saint-Augustin, no 24.

Cette femme avait été réglée vers l'âge de 17 ans, mais difficilement. Elle se maria à 24 ans et eut un enfant à 25. Elle a toujours été bien réglée; elle l'est encore actuellement.

Depuis quatre mois, amaigrissement assez rapide; douleurs de reins. Depuis deux mois, douleurs dans l'hypocondre droit, puis dans les aînes, surtout à droite.

Depuis un mois, les douleurs sont plus vives ; pesanteur au périnée. Défécation facile et normale jusqu'à son entrée à l'hôpital..

Au toucher, col utérin sain, incliné en arrière. Le corps est volumineux en arrière; où le doigt paraît sentir plusieurs bosselures, deux entre autres très-nettes.

M. Michon incline à penser qu'il s'agit d'un cancer du corps de l'utérus. On pourrait cependant, selon lui, avoir à faire ici à un corps fibreux de la partie postérieure de l'utérus.

Cette femme meurt le 9 avril.

Autopsie. — On constate :

1o Une petite tumeur cancéreuse au-devant du sternum qui avait été prise pendant la vie pour un vice de conformation de l'os. Cette tumeur qui est recouverte par le périoste, n'envahit pas l'os qui reste nu après l'ablation du cancer.

2o Une petite masse cancéreuse dans le médiastin antérieur, adhérente aux intercostaux internes. Rien qu'un peu de congestion pulmonaire dans les lobes inférieurs du poumon. Pas d'infiltration cancéreuse.

A l'ouverture de l'abdomen, il s'écoule du péritoine plus de six litres de sérosité citrine ; ballonnement du gros intestin. Infiltration cancéreuse du péritoine, du grand épiploon qui, ratatiné, est rigide et adhérent au gros intestin.

Infiltration cancéreuse, miliaire, du mésentère et de la partie du péritoine qui enveloppe l'intestin grêle.

Quelques noyaux cancéreux dans le foie.

Le vagin est très-sain ; les organes du petit bassin forment par suite d'adhérences avec le cæcum, d'une part et l'S iliaque de l'autre, une masse petite, ratatinée, mais saine en avant.

On trouve un kyste bosselé et gros comme le poing, dont les parois sont parsemées de noyaux cancéreux, et qui se fixe au côté droit de l'utérus.

Un second kyste un peu plus petit, situé à gauche, et un peu plus bas que le premier, a les mêmes rapports avec le côté gauche de la matrice.

Ces kystes sont transparents.

L'utérus, sur les côtés duquel on ne retrouve plus les ligaments larges, ni ses trois organes, *l'utérus à peu près sain est englobé dans les deux tumeurs* kystiques précédentes, et dans deux autres situées en arrière et plus bas; l'une de ces tumeurs, adhérente à la face postérieure de l'utérus, au-dessus de l'nnion du col, est ronde et grosse comme une noix, c'est ce qu'on sentait au toucher et ce qu'on pouvait prendre à la rigueur pour un corps fibreux. L'autre tumeur, située en arrière de l'utérus, réunit le rectum à la matrice et se montre à nu dans la cavité du premier de ces organes par suite de la destruction de la muqueuse rectale.

Pas de compression, ni de la veine cave inférieure, ni de la veine porte. Le foie est d'un volume normal. Rate petite et saine; les reins sont sains.

Observation XLIV.

(Bulletin de la Société anatomique, 2e série, t. XIX, p. 384). — Squirrhe atrophique du sein. — Noyaux cancéreux secondaires dans le corps de l'utérus. — Pleurésie, par M. Hutinel.

Le 16 avril 1875, X..., âgée de 62 ans, entre à la Charité dans le service de M. Bourdon, pour une tumeur atrophique du sein, et meurt d'une pleurésie le 25 du même mois.

Voici ce que montra l'autopsie :

Rien de particulier dans les autres organes, ni d'intéressant à notre point de vue.

L'utérus est irrégulier et présente des taches grisâtres. Les ovaires sont volumineux, durs, et présentent chacun un kyste du volume d'un petit œuf. Leur stroma contient de petites excavations kystiques. Les trompes sont saines. En examinant l'utérus avec soin, on remarque que son corps est parsemé d'irrégularités, et en le fendant on tombe sur des noyaux, arrondis, durs, d'aspect carcinomateux qui occupent le fond de l'organe et sa paroi antérieure. La structure de ces tumeurs est celle du squirrhe ; seulement ici les cellules sont plus nombreuses que dans la tumeur du sein.

Ces noyaux sont au nombre de quatre. Le plus gros est situé à droite; il a le volume d'une noix, et il fait sur le fond de l'organe une saillie très notable. Les autres ont le volume d'un gros pois ou d'une noisette; ils sont disséminés dans le parenchyme de l'organe avec lequel ils font corps. *Le col et la cavité de l'utérus ne présentent absolument rien d'anormal.*

CONCLUSIONS.

Arrivé à la fin de notre travail, nous pouvons résumer les conséquences que l'on en doit tirer dans les quelques propositions suivantes :

1° Le cancer attaque primitivement ou secondairement le corps de l'utérus, à l'exclusion du col qui peut rester sain jusqu'à la dernière extrémité. Il forme alors un type clinique particulier.

2° Il affecte deux formes principales : le carcinome mou ou cancer interstitiel encéphaloïde ; l'épithéliome végétant débutant par la muqueuse. Le cancer ulcéreux ne semble que le ramollissement de l'un d'eux.

3° Il apparaît plus particulièrement chez les femmes âgées. Tandis que la plus grande fréquence d'apparition du cancer du col est de 30 à 45 ans ici elle se trouve de 45 à 60 ans.

4° Ses principaux symptômes, au début, sont : une métrorrhagie, un écoulement séreux, limpide, inodore, très-abondant, que rien ne tarit. Il n'y a pas de douleur ; le col de l'utérus est légèrement entr'ouvert ; le corps augmenté de volume et irrégulier, paraît enclavé dans le petit bassin.

5° Sa durée est environ de 31 mois, tandis que celle du col n'est que de 17 ; et il donne lieu à plus de troubles utérins quand il apparaît chez les jeunes femmes.

6° Dans une statistique de 100 cas de cancers de l'utérus sans distinction de segment, il s'en rencontre environ 6 limités au corps seulement.

7° Il se termine comme le cancer en général, mais il occasionne plus de manifestations du côté du péritoine et du rectum que le cancer du col.

8° Son diagnostic pourra toujours être fait quand on aura employé toutes les méthodes d'investigation des organes génitaux internes. Lorsque, après la ménopause, les autres causes de maladies étant écartées, on trouve un écoulement séreux et des troubles utérins inexplicables, on doit songer à lui.

9° Le microscope pourra éclairer le diagnostic dans les cas douteux.

10° Le traitement ne s'adresse qu'aux complications.

INDEX BIBLIOGRAPHIQUE

Nous avions annoncé, au commencement de notre travail, un index bibliographique; mais, il se trouve qu'il a été fait à l'historique, et chronologiquement à la tête de chaque observation. Nous croyons donc inutile de le reproduire, et surtout de citer les nombreux auteurs qui, traitant du cancer en général ou des maladies de l'utérus, sont restés muets sur ce chapitre de pathologie.

TABLE DES MATIÈRES

INTRODUCTION ....

Exposition et division du sujet 10

Aperçu historique 12

Anatomie pathologique 17

Genèse et étiologie 24

Symptomatologie 31

Marche, durée, terminaison 43

Pronostic 43

Diagnostic 48

Diagnostic différentiel 54

Traitement 77

Observations 75

Observations inédites 134

CONCLUSIONS 149

Paris.— A. PARENT, imprimeur de la Faculté de Médecine, rue M.-le-Prince, 29-31.

A LA MEME LIBRAIRIE

FAMECHON. Contribution a l'étude de la courbe thermoscopique de quelques fièvres traumatiques. 1 brochure in-8 de 80 pages et 16 planches. Prix. 3 fr. »

A. GASSOT. Des températures locales de l'économie et de leurs variations à l'état pathologique. 1873. in-8. 3 fr. 50

BARON HEURTELOUP. Trois épisodes pour servir à l'histoire de la Lithotripsie, 1846. 1 fr. 50
— *Rétrécissements de l'urèthre.* 1 fr. 50
— *Actions intimes à propos de la fièvre dite uréthrale.* 1860 2 fr. »
Les trois ouvrages franco. 3 fr. »

Dr LATTEUX d'Espagne, Etude sur le Tremblement. In-8. 2 fr. 50

MACABIAU. Quelques considérations sur les tumeurs du cervelet, avec 10 tableaux synoptiques d'observation. 2 fr. »

M. L. DE G. Traité élémentaire de botanique, divisé en trois parties comprenant: 1° *l'Anatomie et la physiologie végétales*; 2° *la classification des végétaux selon la méthode de Jussieu*; 3° *l'herborisation avec l'indication des plantes médicinales les plus usuelles, de leurs différentes propriétés et de leur emploi particulier*; renfermant en outre 27 planches et trois tableaux pour servir de développement au texte. *Troisième édition* revue et augmentée. 1 vol. in-18, broché, 3 fr. Avec pl. coloriées. 6 fr. »

MOHAMMED SAID. Chorée et Choréiques. Paris 1867, in-8. 2 fr. »

SOCKEEL. Contracture douloureuse du Col de la Vessie, 1874, in-8. 2 fr. »

TARIOTE (A.). Considérations sur les occlusions intestinales en général, et sur le traitement des occlusions à début rapide en particulier, par l'opium. Paris, 1874, in-8. 1 fr. 50

TROQUE. Etude critique sur la dysménorrhée membraneuse. In-8. 1 fr 50.

Assortiment de Thèses de médecine et d'agrégation de la Faculté de Paris.

Assortiment complet de tous les Ouvrages de médecine de tous les Editeurs de Paris, aux meilleures conditions. *Remises d'usage.*

Abonnements pour MM. les Docteurs et les Étudiants en médecine, à tous les Journaux de Paris, *sans augmentation de prix*, médecine et autres.

A. Parent, imprimeur de la Faculté de Médecine, rue Mr-le-Prince, 31.

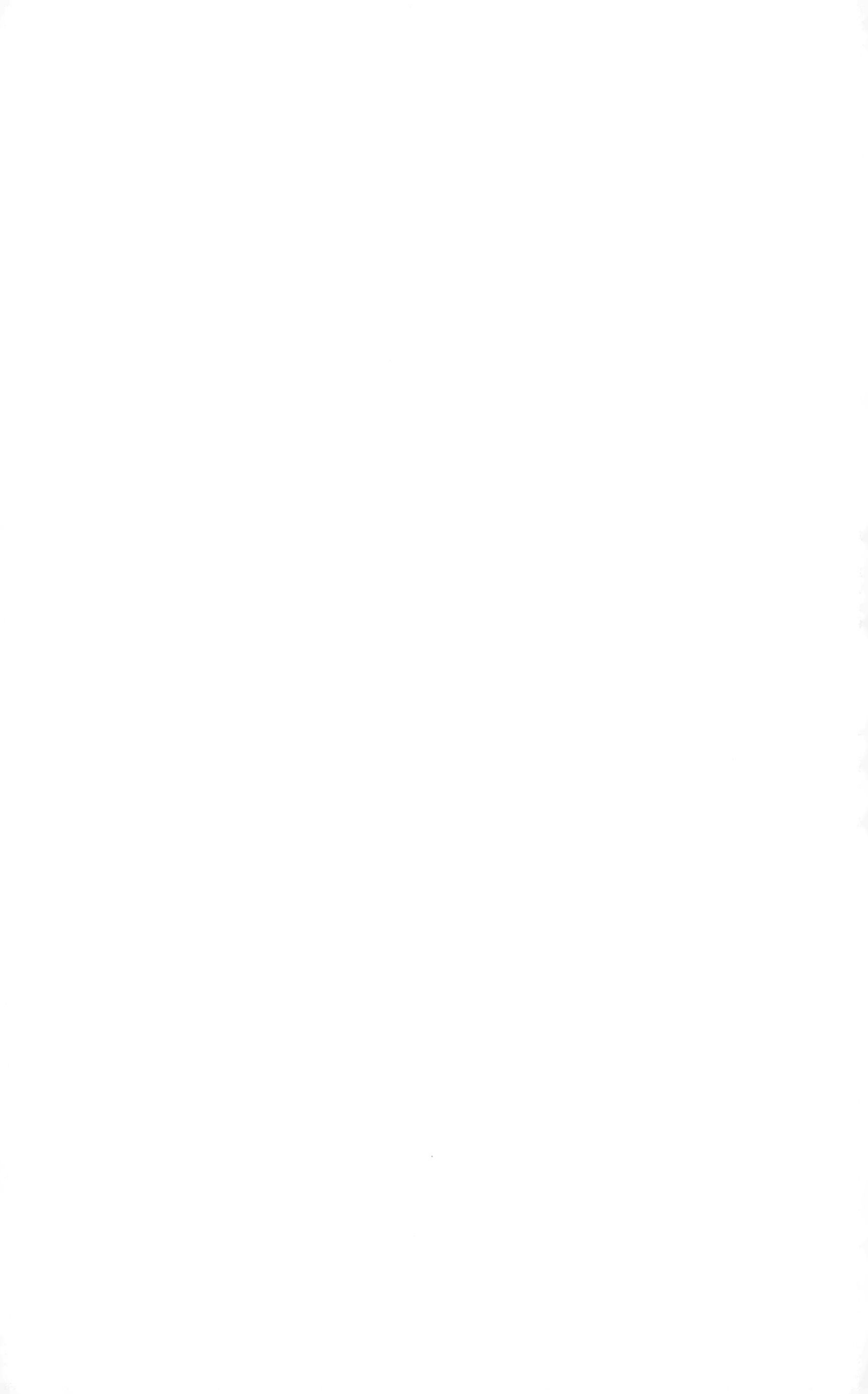

www.ingramcontent.com/pod-product-compliance
Ingram Content Group UK Ltd.
Pitfield, Milton Keynes, MK11 3LW, UK
UKHW021046230726
13926UKWH00004B/1672

9 782014 064629